实用临床药学应用

李 燕 等/主编

U0334817

吉林科学技术出版社

图书在版编目（ＣＩＰ）数据

实用临床药学应用/李燕等主编. --长春:吉林
科学技术出版社,2024.3
　　ISBN 978-7-5744-1178-4

Ⅰ.①实…Ⅱ.①李…Ⅲ.①临床药学Ⅳ.①R97

中国国家版本馆CIP数据核字(2024)第065085号

实用临床药学应用

主　　编　李　燕　等
出 版 人　宛　霞
责任编辑　张　楠
封面设计　长春市阴阳鱼文化传媒有限责任公司
制　　版　长春市阴阳鱼文化传媒有限责任公司
幅面尺寸　185mm×260mm
开　　本　16
字　　数　300千字
印　　张　12.75
印　　数　1~1500册
版　　次　2024年3月第1版
印　　次　2024年10月第1次印刷

出　　版　吉林科学技术出版社
发　　行　吉林科学技术出版社
地　　址　长春市福祉大路5788号出版大厦A座
邮　　编　130118
发行部电话/传真　0431-81629529 81629530 81629531
　　　　　　　　　81629532 81629533 81629534
储运部电话　0431-86059116
编辑部电话　0431-81629510
印　　刷　廊坊市印艺阁数字科技有限公司

书　　号　ISBN 978-7-5744-1178-4
定　　价　78.00元

目　　录

目 录

第一章 药理学与临床药物治疗概论

第一节 药物代谢动力学

临床药物代谢动力学简称为临床药动学,它是以动力学的基本原理和基本规律为理论基础,研究药物在人体(主要是患者)内吸收、分布、代谢和排泄等过程,即 ADME 体内过程,并运用数学图解或方程计算等来阐明其动态变化规律。临床药代动力学研究旨在阐明药物在人体内的吸收、分布、代谢的规律,是全面认识人体与药物间相互作用不可或缺的重要组成部分,涉及新药设计与评价、制剂筛选、药物相互作用、药物浓度监测、PK/PD(药动学/药效学)等研究领域,可为新药研发、老药再评价、临床制订调整用药方案等提供参考依据,在促进新药研发的效率和质量、探讨药物体内作用机制、合理拟定或调整个体给药方案等都具有十分重要的意义,是精准用药的关键所在。

一、药物的体内过程

药物的体内过程是药物经过给药部位进入体内直至排出体外的过程,包括药物的吸收、分布、代谢和排泄,即 ADME 四个基本过程。其中分布、代谢和排泄是机体处置的过程,可统称为药物处置;代谢和排泄是机体消除药物的方式,可合称为药物消除。药物的体内过程直接影响到药物在机体作用部位的浓度和有效浓度维持的时间,从而决定药物作用的发生、发展和消失。因此,药物的体内过程是药物发挥药理作用、产生治疗效果的基础,是临床制订用药方案的依据。

(一)药物的转运机制与转运体

1.药物的转运机制

药物在体内的吸收、分布、代谢和排泄过程中,均需通过各种具有复杂分子结构与生理功能的单层或多层生物膜,如细胞膜、胞内的线粒体膜、内质网膜、溶酶体膜及核膜等的亚细胞膜、毛细血管壁、胃肠道黏膜、肾小球和肾小管壁、血脑屏障及胎盘屏障等,这一过程称为药物的跨膜转运。药物的转运方式与生物膜特性、药物的理化性质(如脂溶性、解离常数)及分子大小有关,其转运机制可分为被动转运和载体转运两大类。

(1)被动转运:是指药物从高浓度侧经细胞膜向低浓度侧的转运过程,该过程不消耗细胞能量、无饱和现象,也不被其他物质竞争而受抑制。被动转运包括滤过和简单扩散两种方式。滤过对药物的肾排泄、脑脊液清除某些药物有意义,但对大多数药物的转运并不重要。简单扩散又称脂溶扩散,是药物转运的一种最常见、最重要的形式。因为生物膜的脂质特性,药物的简单扩散主要与药物的脂溶性(油/水分配系数)与解离度有关。非极性物质、解离度小或脂溶性强的药物容易通过膜的类脂相,极性大、解离型或脂溶性小的药物,一般不易通过生物膜。

大部分药物属于有机弱酸或有机弱碱,即属于弱电解质,它们的解离度影响它们的油/水分配系数,从而影响药物的简单扩散。解离度大小取决于药物的解离常数 K_a 及所处溶液的 pH。

弱酸性药物在酸性环境中不易解离,而在碱性环境中易解离。弱碱性药物则相反,在酸性环境中大部分解离,在碱性环境中不易解离。如口服弱酸性药物丙磺舒(pK$_a$=3.4)后,在胃液(pH=1.4)中解离约 1%,而在血液(pH=7.4)中解离约 99.99%。当生物膜两侧的 pH 不同时,弱酸性药物在酸性侧解离少,以非解离型为主,这样就容易通过生物膜而转运到弱碱性侧;弱酸性药物在碱性侧则解离多,非解离型少,不易通过生物膜。因此,在弱酸性药物(如巴比妥类)中毒时,碱化尿液可加速这些药物的排出。

酸性和碱性很弱的药物,在生理 pH 变化范围内大多数是非解离型,扩散速率较快,与 pH 的关系不大;强酸或强碱性药物在生理 pH 变化范围内可全部解离,扩散速率很慢,pH 变化的影响也不大。而受影响较大的药物主要是 pK$_a$ 值为 3~7.5 的酸性药物,如阿司匹林、保泰松、甲苯磺丁脲等,以及 pK$_a$ 值为 7~11 的碱性药物,如苯妥英钠、茶碱及麻黄碱等,这些酸性或碱性药当环境 pH 改变时,药物解离度将发生明显改变。

(2)载体转运:载体转运包括主动转运和易化扩散。

①主动转运:主动转运是药物依靠生物膜中的特异性载体,从低浓度一侧向高浓度一侧的转运。其特点是需要载体,消耗能量,有饱和现象和竞争性抑制现象。同一载体同时转运 2 种及 2 种以上药物时可出现竞争性抑制。少数与正常代谢物相似的药物,如氟尿嘧啶、甲基多巴等以主动转运方式吸收。

②易化扩散:易化扩散是通过特异的载体或离子通道,顺浓度差或电化学差,不耗能的跨膜转运,有饱和现象,可出现竞争性抑制。维生素 B$_{12}$ 经胃肠道吸收、葡萄糖进入红细胞内、甲氨蝶呤进入白细胞等均以此方式转运。

2.药物的转运体

药物的体内 ADME 过程都涉及药物对生物膜的通透。药物能否透过生物膜主要由其理化性质决定,脂溶性通常是决定药物吸收、肝转运和脑部通透程度的关键因素。然而,有时增加药物的亲脂性,并不一定能增加生物膜对药物的通透性。进一步研究表明,许多组织的生物膜存在特殊的转运蛋白系统,介导的跨膜转运,称为转运体。

近年来,对体内药物转运体的研究取得了长足的进展。许多药物已被证明是转运体的底物或抑制剂,人们对药物转运体在药物吸收、分布、代谢和排泄中的作用、药物转运体的分子结构、功能及应用、药物转运体基因多态性等方面有了新的认识,转运体在药物体内转运过程中的重要性越来越引起人们的关注。

(1)药物转运体主要类型：药物转运体按其转运的方向不同大致可分为两类。一类为摄取性转运体，可转运底物进入细胞，增加细胞内底物浓度，已知有机阴离子转运多肽（OATP）、有机阴离子转运体（OAT）、有机阳离子转运体（OCT）、肽转运体（PEPT）、集中性核苷转运体（CNT）和单羧化物转运体（MCT）等均属此类转运体；另一类为外排性转运体，是依赖 ATP 分解释放的能量，将底物逆向泵出细胞，降低底物在细胞内的浓度，主要包括 ATP 结合盒式转运体家族成员，如 P-糖蛋白（P-gp）、多药耐药相关蛋白（MRP）、乳腺癌耐药蛋白（BCRP）、肺耐药蛋白（LRP）等均属此类。

(2)常见的药物转运体

①P-糖蛋白（P-gp）：目前研究较多的药物转运体以及 ABC 转运体超家族的经典范例是多药耐药基因 1（现称 ABCB1）的产物 P-糖蛋白。P-糖蛋白于研究癌症患者化疗耐药时发现，是一个相对分子质量为 $(170 \sim 180) \times 10^3$ 的跨膜糖蛋白，广泛分布于全身各组织器官（如肠道黏膜上皮细胞、肝细胞膜胆管面、肾近端小管、血液-组织屏障、外周的淋巴细胞和人的肿瘤细胞）。在啮齿类动物中 P-糖蛋白由 mdr1a、mdr1b、mdr2 编码，而在人类中由 MDR1 和 MDR3 编码，其中 MDR1、mdr1a、mdr1b 基因与 P-糖蛋白的外排作用有关。

P-糖蛋白的作用是将药物（包括其他化学物质）从细胞内转运到细胞外，降低细胞内的药物浓度。P-糖蛋白在药物吸收、分布、代谢等过程所介导的外排作用。胃肠道的 P-糖蛋白减少其底物的吸收、降低生物利用度。肠道和肝中的 P-糖蛋白还增加药物的非肾清除，增加药物随粪排泄量。肾小管上皮细胞上的 P-糖蛋白增加肾清除。P-糖蛋白转运药物是高耗能过程且呈饱和性，所以药物剂量和用药方式的改变会影响它对药物的作用结果。有些 P-糖蛋白底物超过一定剂量后，生物利用度突然增大，清除率降低。某些底物联用会对 P-糖蛋白的转运作用产生竞争性抑制，如喹诺酮类抗菌药。底物与 P-糖蛋白抑制剂联用时，底物的血药浓度-时间曲线下面积（AUC）值增大，清除率下降。底物与 P-糖蛋白增强剂联用时情况则相反。由于 P-糖蛋白的底物、抑制剂、增强剂或诱导剂在常用药物中普遍存在，所以由 P-糖蛋白介导的药物相互作用也十分普遍，由此引起的某些药物的临床疗效和毒性应引起重视。

②多药耐药相关蛋白（MRP）：MRP 转运体是 ABC 转运体超家族中成员最多的重要一族，其蛋白在一级结构上与 P-糖蛋白有 15% 的同源性，有 2 个 ATP 结合位点，目前最常见的 9 个成员包括 MRP1～9。MRP 广泛分布于机体各个部位，其中 MRP1 在人的胃、十二指肠、结肠都有分布；而 MRP2 则主要位于肝、肾和肠道中，多表达在极性单层细胞的顶侧，将其底物从细胞外排入肠腔；在小肠、肝等细胞的基底侧存在的 MRP3，其主要功能是将细胞内的药物转运到血液循环。MRP 主要转运有机阴离子、谷胱甘肽氧化物、硫酸盐、葡糖醛酸结合物等。

③有机阴离子转运多肽（OATP）：OATP 是转运内源性和外源性化合物的膜蛋白。至今已发现 OATP 在人类中有 9 个成员。OATP 分布很广泛，在肝、脑、肾和小肠都有分布。在肝脏中，所有已知的 OATP 成员均定位于底膜，介导底物由血液进入胆汁；在肾的近端小管，OATP1 表达于膜的刷状缘，提示该转运体可促进尿液中底物的重吸收；在脉络

丛,OATP1 和 OATP2 分别位于顶膜和底膜,协同运输底物排出脑脊液。OATP 能运输各种结构各异的药物和外源物,如有机阴离子(胆盐、胆红素、雌激素结合物)、阳离子、中性或两性化合物等。抗组胺药非索非那定是人 OATP 的底物,通过 OATP 介导的主动转运和被动扩散进入肠上皮细胞,而一些果汁(如葡萄柚汁、柑橘汁、苹果汁等)可明显抑制OATP,从而降低非索非那定的肠吸收和生物利用率。

④有机阳离子转运体(OCT):约有 40% 的常用药物在体内会转化成为有机阳离子,OCT 是这些药物转运的重要转运体,主要是将细胞外液中水溶性的阳离子化合物转运到细胞内。OCT 家族包括 OCT1、OCT2、OCT3 和其亚族 OCTN1、OCTN2。已有研究证明大鼠 OCT1(rOCT1)位于小肠黏膜上皮细胞基底侧,促进底物转运入上皮细胞中。OCT2和 OCTN2 也发现在小肠中有表达。

(3)药物转运体在药物体内转运过程中的作用:药物转运体在药物吸收、分布、代谢及排泄过程中起到重要作用。近年研究表明,药物转运体是影响一些药物自消化道吸收的一个重要因素。一些转运体能主动吸收如氨基酸、多肽、寡糖、胆酸以及一些水溶性的维生素,使之从肠腔进入血管,增加药物的吸收。另有一些转运体能主动将药物和外源物从肠上皮细胞外排至肠腔而使胞内药物浓度降低,限制药物的吸收,从而降低药效。肠上皮细胞膜上转运体主要有 P-gp、MRP、OATP、OCT、OAT 等转运体家族。其中,P-糖蛋白在胃肠道主动外排药物的研究最为广泛。

现已证实药物转运体的数量和功能状态也显著影响药物分布。体内的某些屏障结构,对调控药物体内分布发挥重要作用。这些屏障组织中大都存在 P-糖蛋白等外排转运体,它们能将药物和外源物外排到细胞外,从而改变药物的组织分布。以往认为,增加药物的亲脂性或降低解离度可以提高血脑屏障对药物的通透性。但后来发现,环孢素、长春新碱、多柔比星等药物的亲脂性都很高,但血脑屏障的通透性却很低。进一步研究证实,位于脑毛细血管内皮细胞腔面上的 P-糖蛋白,起药物外排泵的作用,将进入内皮细胞的某些亲脂性药物外排回血液,从而降低药物进入脑部的量。胎盘屏障存在的 P-糖蛋白对药物发挥逆向转运的作用,可降低胎儿的药物暴露。因此,孕期应慎用 P-糖蛋白抑制剂类药物,以保障人类这种天然的防护机制的完整,降低药物对胎儿的损害。

肝对于药物的清除和代谢起着十分重要的作用,肝的主动吸收是肝清除药物的重要过程。肝窦状小管膜和小管膜上的转运体,参与了药物和外源物在肝胆的转运。OATP是肝主要吸收有机阴离子的药物转运体,对于肝胆排泄,特别是介导肝吸收,起着重要的作用。OATP 的某些成员特异地定位于肝窦状小管膜上,如 OATP-C 和 OATP-8 绝大部分在肝表达,OATP-C 甚至被称为肝特异性转运体(LST-1)。OATP 家族有很广的底物范围,所以不能单从命名上推测其底物特性。与 OATP 转运体相比,其他转运家族在肝药物吸收的研究数据很少,如 OCT、OAT 等在肝胆药物分泌中的作用和定位还不很清楚。

肾对许多内源性的代谢物及药物的消除起着十分重要的作用。肾小球对药物的过滤是被动扩散过程,肾小管分泌和重吸收,包括被动扩散和主动转运两方面,主动转运过程由许多转运体所介导。以 OAT 和 OCT 为代表的吸收转运体在肾间质组织吸收化合物,并将它们运输到管腔;同时,在肾小管还分布着外排转运体(如 P-糖蛋白和 MRP 等),阻止药物的重吸收。

(4)药物转运体的基因多态性:药物转运体广泛参与药物的体内过程,其编码基因的单核苷酸多态性(SNP)位点变异可能与药物转运体的表达、转运功能密切相关。药物相关转运体 SNP 基因多态性与功能表型相关性的研究,以及相关基因多态性对药代/药效动力学特征的影响是近年来的研究热点,深入了解药物转运体在药物反应个体/群体差异性中的作用,将为指导临床个体化用药提供理论依据。

(二)药物的吸收

药物从给药部位进入血液循环的过程称为吸收。不同的给药途径有不同的药物吸收过程和特点。临床上的给药途径除局部用药外,一般包括血管内(动脉、静脉)给药途径和血管外(口腔、胃肠道、肌内、皮下、肺和直肠)给药途径。前者药物直接进入血液循环无吸收过程,后者通过吸收过程进入血液循环。

1.消化道吸收

(1)口腔吸收:口腔黏膜吸收面积小,但口腔有丰富的血管,可促进药物的吸收。一些脂溶性高的药物(如硝酸甘油)舌下给药,药物很容易被唾液溶解并通过简单扩散自口腔黏膜迅速吸收。由于经口腔黏膜吸收的药物不经过门静脉,故可避免肝的首关效应,直接进入血液循环。

(2)胃吸收:胃有丰富的血流供应,胃内容物与胃黏膜上皮细胞也有充分的接触时间与接触面积,给药物的吸收提供优良的吸收环境与条件。由于胃液的酸性较强(pH 为 1~2),弱酸性药物(如对乙酰氨基酚)基本以非离子型存在,容易被吸收;而弱碱性药物(如地西泮或麻黄碱)在胃中大部分以离子型存在,不易吸收,常常在胃内积存。弱碱性药物静脉注射后,由于血液的弱碱性,药物在血液中呈非解离状态,很快从血中再分布到胃内,造成胃内积存。药物自胃的吸收除了与解离度密切相关外,药物的脂溶性也很大程度地影响药物自胃的吸收。此外,药物自胃的吸收在患者间有很大的个体差异,同一患者不同时间的吸收也有不同。

(3)小肠及直肠吸收:小肠是口服给药的主要吸收场所,一方面其含有丰富的血流及淋巴管,另一方面小肠上皮细胞是由单层细胞组成,含有丰富的绒毛及微绒毛,吸收面积远比胃大。因此,药物与小肠有充分接触面与接触时间,加上有很高的血流灌注速率,这均有利于药物的吸收。药物在小肠的吸收多集中在空肠近端。虽然药物在小肠的吸收机制可涉及主动转运、易化扩散、内吞及滤过等,但最主要的转运机制还是属于简单扩散。因此,药物的 pK_a 及小肠液的 pH(正常人小肠内小肠液的 pH 为 7.0~7.2)是药物吸收的决定性因素,通常 $pK_a>3$(有机酸)或 $pK_a<8$(有机碱)的化合物才易被小肠吸收。

直肠给药不是一种主要的给药途径,但在服药较困难的儿童、患者口服药物呕吐严重或患者昏迷等情况下常被采用。由于生理结构的原因,在直肠吸收的药物约有 50%进入血液循环前不经过肝,所以首关效应较口服者轻,生物利用度可能较高。但直肠吸收常不规则、不完全,有时药物对直肠黏膜有刺激作用。

2.影响药物自消化道吸收的因素

(1)药物方面影响:药物的解离度和脂溶性是影响药物吸收的主要因素,此外,固体制剂的崩解与溶解速率也往往是药物自消化道吸收的限速因素。药物粒子越小,表面积越大,溶解速率越快,如灰黄霉素只有粒子在 $5\mu m$ 以下时才能被吸收;药物不同晶型的吸收也有差异,如 B 晶型棕榈氯霉素比 A 晶型棕榈氯霉素吸收好,血药浓度高。除药物晶型、旋光性等对吸收有重要影响外,药物不同的剂型、辅料的生产工艺对药物的吸收也会产生明显的影响。

(2)机体方面影响

①胃排空及肠蠕动功能:由于大多数药物在小肠中有最大的吸收效率,故胃排空的速率能显著影响吸收。不同食物和药物可加快或延缓胃排空。延缓胃排空,一方面有利于一些碱性药物在胃中溶解,促进其在肠道被吸收;另一方面,它又使一些药物进入小肠的时间延长,影响吸收的速率。如果药物在胃内破坏(如左旋多巴、红霉素),延缓胃排空则使其吸收量下降。

肠蠕动的强弱与快慢也影响药物的吸收,肠蠕动增加可促进固体制剂的崩解和溶解,并进一步帮助溶解的药物与肠黏膜表面接触,增加药物吸收,但对于溶解度小或主动转运吸收的药物,肠蠕动加快可缩短药物在肠内停留时间,减少吸收。

此外,胃肠内容物也可以影响药物吸收。例如,食物中的纤维素能吸附地高辛而使其吸收减少;胃肠内多价金属阳离子如 Mg^{2+}、Fe^{2+}、Ca^{2+}、Al^{3+} 等能与喹诺酮类或四环素螯合而减慢其吸收速率;脂肪则可增加灰黄霉素的吸收。

②血流量:药物通过生物膜后随着血流带走,因而维持了膜两侧的浓度梯度差,使药物继续吸收。血流灌注速率大,单位时间内携带的药物数多,吸收较快。被动转运的药物,如高脂溶性药物或可自由通过膜孔的小分子,透过生物膜的速率较快,其吸收速率主要受血流灌注速率限制。因此,胃肠道淤血、水肿时,药物吸收量明显减少。

③首关效应:口服药物后,从给药部位到进入血液循环,有多个环节会使药物丢失。如在胃肠道受 pH 或酶的作用发生降解;通过胃肠道黏膜时被酶代谢;药物进入肝后被酶代谢等,都可导致吸收下降。胃肠道和肝是使药物代谢的主要器官,这种在药物吸收过程中第一次通过某些器官造成的原形药量减少的现象,称为首关效应(或称第一关卡效应、首关效应)。例如异丙肾上腺素可在肠黏膜内与硫酸结合呈现首关效应;口服普萘洛尔后有90%以上被肝代谢,进入体循环的药量仅为给药量的10%左右。因此,首关效应强的药物,一般不宜采用口服途径给药。此外,首关效应强的药物也不适合作为缓(控)释制剂,因为药物在胃肠道缓慢释出,同时缓慢地通过肝,都会增强其首关效应而达不到应有疗效。

3.注射部位的吸收

动脉、静脉注射药物可使药物迅速完全进入血液循环,无吸收过程,血药浓度可立即达到较高水平。肌内或皮下注射给药是目前非消化道给药中最常见的途径。这两种给药途径具有吸收快,剂量精确、避免首关效应等优点;但也有给药不方便,有出现疼痛或压痛、局部组织坏死、微生物感染以及神经损伤等缺点。皮下或肌内注射时，药物先沿结缔组织扩散，再经毛细血管和淋巴管进入血液循环。毛细血管具有微孔，常以简单扩散及滤过方式转运。吸收速率取决于注射部位的血流量、结缔组织的量及其组成。肌肉组织的血流量比皮下组织丰富，故肌内注射比皮下注射吸收快。此外，注射部位的吸收速率与药物的剂型有关。水溶液吸收迅速；油剂、混悬剂或植入片可在局部滞留，吸收慢，但作用持久。

4.呼吸道吸收

肺泡表面积较大且血流丰富，气体、挥发性液体和气雾剂等均可通过肺泡壁而被迅速吸收。药物通过肺吸收入血的方式除被动扩散、易化扩散外，还可经内吞或通过淋巴系统最后入血。气雾剂为分散在空气中的微细气体或固体颗粒，颗粒直径 $3\sim10\,\mu m$ 可到达细支气管，如异丙肾上腺素气雾剂可用于治疗支气管哮喘。小于 $2\,\mu m$ 可进入肺泡，但粒子过小又可随气体排出；而粒径过大的喷雾剂大多滞留在支气管，可用于鼻咽部的局部治疗，如抗菌、消炎、祛痰、通鼻塞等。药物经呼吸道给予的优点是：吸收快、避免首关效应，特别是病灶在肺，可直接局部给药使达到病灶，如支气管哮喘的治疗；主要缺点是：难以掌握剂量，给药途径有时很复杂，患者难以掌握，且很多挥发性药物或气体对肺上皮细胞有刺激性。

5.皮肤和黏膜吸收

完整的皮肤吸收能力差，外用药物时，皮肤角质层仅可使部分脂溶性高的药物通过，如硝酸甘油等，对水溶性药物因皮脂腺的分泌物覆盖在皮肤表面，可阻止其吸收。近年来，有许多促皮吸收剂如月桂氮䓬酮可与药物制成贴剂，经皮给药后可达到局部或全身疗效，如硝苯地平贴剂等。

黏膜远较皮肤的吸收能力强。黏膜给药除前述的舌下和直肠给药外，尚有鼻腔黏膜给药。鼻腔黏膜的吸收面积大，且血管丰富，吸收也迅速，如安乃近（氨基比林和亚硫酸钠相结合的化合物）滴鼻剂用于小儿高热等。磷酸酯类杀虫剂等可从皮肤及呼吸道黏膜吸收，应加强防护，注意防止接触吸收中毒。

（三）药物的分布

药物从给药部位进入血液循环后，通过各种生理屏障向机体各组织转运，称为分布。药物在体内的分布不均匀，有些组织器官分布浓度较高，有些组织器官分布浓度较低，这导致了药物对各组织器官作用强度的不同。影响药物分布的因素主要有以下几方面。

1.组织血流量

药物分布到组织的速率基本上取决于组织的血流量。药物进入血液循环后，早期阶段主要快速分布到血流较丰富的组织，如心、肝、肺、肾、脑等处。之后药物随着各组织的血流量及膜的通透性进行再分布。例如，药物在器官组织达到与血药浓度平衡的时间，肾仅 0.25 分钟，肌肉为 40 分钟，而脂肪则需 2.8 天。脂溶性小分子药物，易通过细胞膜和毛细血管壁，组织的血流灌注速率是其分布的限速因素。如脂溶性很高的静脉麻醉药硫喷妥钠，静脉注射后首先分布到血流丰富且含脂质高的脑组织中，迅速产生麻醉作用，随后又向血流量少的脂肪组织转移,以致患者苏醒迅速。

2.药物的组织亲和力

药物在各组织器官的分布量常是不均匀的,这与药物和组织的亲和力、组织及药物的特性等有关。一些药物对某些细胞成分具有特殊亲和力,如该药的组织亲和力大于血浆蛋白时,则该药主要分布在组织中,使药物的分布具有一定的选择性。例如,碘在甲状腺组织中的浓度不但比血浆中浓度高,而且比其他组织也高出 1 万倍,这种结合力的差异,使碘具有高度的选择性,故放射性碘适用于甲状腺功能诊断和治疗甲状腺功能亢进。

药物在组织的结合,也可以是药物的一种储存现象。例如脂肪组织是脂溶性药物的巨大储库。静脉注射硫喷妥钠后有 70% 分布到脂肪组织,地高辛 50% 以上储存在骨骼肌。有些药物在组织内结合形成不可逆的复合物,不能再游离分布到血液循环。例如,四环素与钙络合沉着于牙齿及骨骼中,可造成小儿骨骼生长缓慢及牙齿着色,这些不可逆的组织结合,往往易引起药物的不良反应。

3.血浆蛋白结合

药物进入血液循环后可不同程度地与血浆蛋白结合,酸性药物通常与白蛋白结合,碱性药物与 α_1 酸性糖蛋白或脂蛋白结合,内源性物质及维生素等主要与球蛋白结合,这种结合是可逆的,呈结合型药物与游离型药物动态平衡。但仅游离型药物能穿过生物膜在体内组织自由分布,所以药物与血浆蛋白结合率是决定药物在体内分布的重要因素。

药物与血浆蛋白结合率取决于游离型药物浓度、血浆蛋白总量、药物与血浆蛋白的亲和力的大小。结合型药物(DP)暂时失去药理活性,同时因分子体积增大,不易透出血管壁,限制了其跨膜转运,因此药物与血浆蛋白结合可视为药物在血液中的一种暂时储存形式,当血浆中游离型药物的浓度随着分布、消除而降低时,结合型药物可释出游离药物,使血液中游离型药物保持一定水平和维持一定时间。因此,药物与血浆蛋白的结合影响药物的分布及消除,从而影响其作用时间和作用强度。

药物与血浆蛋白结合的特异性低,因此,同时联用可结合于同一结合点上的且血浆蛋白结合率都很高的药物时,便可发生竞争性置换相互作用。如抗凝血药华法林 99% 与血浆蛋白结合,当与保泰松合用时,结合型的华法林被置换出来,使血浆内游离药物浓度明显增加,抗凝作用增强,可造成严重的出血,甚至危及生命。药物与内源性化合物也可在血浆蛋白结合位点发生竞争性置换作用,如磺胺异噁唑可将胆红素从血浆蛋白结合部位上置换出来,新生儿使用该药可发生致死性胆红素脑病。药物在血浆蛋白结合部位上的相互作用并非都具有临床意义。一般认为,只有血浆蛋白结合率高、分布容积小、消除慢以及治疗指数低的药物,这种相互作用才可能有临床意义。

药物与血浆蛋白结合程度会对药效和不良反应产生影响。所以,一些血浆蛋白结合率高而治疗范围窄的药物,如苯妥英钠(蛋白结合率 89%±23%)、华法林(蛋白结合率 99%±1%)及环孢素(蛋白结合率 93%±2%)临床应用时应注意药物相互作用;如需进行治疗药物监测,应测定其游离药物浓度,以免因仅测血药总浓度导致错误的判断。老年人血浆白蛋白含量随着年龄增加而下降,血浆中游离型药物比例增加;肝硬化、烧伤、肾病综合征、怀孕等情况下血浆白蛋白浓度也会降低,用药时均应注意。

4.体液的 pH 和药物的理化性质

在生理情况下细胞内液 pH 约 7.0,细胞外液 pH 约 7.4。由于弱酸性药物在偏碱的细胞外液中解离增多,不易进入细胞内,因此它们在细胞外液中的浓度高于细胞内液。提高血液 pH 可使弱酸性药物向细胞外转运;降低血液 pH 则使其向细胞内浓集。在临床上给予碳酸氢钠使血浆及尿液碱化,既可促进巴比妥类弱酸性药物由脑组织向血浆转运,也可使肾小管重吸收减少,加速药物自尿排出,因此可以解救巴比妥类药物中毒。弱碱性药物则相反,易进入细胞,在细胞内浓度较高。改变血液 pH 也可相应改变其原有的分布特点。此外,药物的理化性质如分子大小、脂溶性、极性、pK_a 等,也是影响药物分布的重要因素。

5.体内屏障

人体内的某些屏障结构,对调控药物的体内分布发挥重要作用。在大脑、眼及等胎盘部位存在特定的屏障结构,分别为血脑屏障,血眼屏障、胎盘屏障等。这些屏障限制了药物在脑、眼等器官及在胎儿的分布,使得药物在这些部位的浓度远低于血液。一般来说,药物要穿过这些屏障主要取决于药物脂溶性。

血脑屏障是将脑与血液循环分开的屏障,它是机体防止外源性化合物进入脑内的重要自身防护机制。血脑屏障的解剖学基础是脑毛细血管内皮细胞紧密连接,从而形成物理学屏障,可阻止水溶性、大分子药物通过,而亲脂性药物则能横跨毛细血管内皮细胞经被动扩散方式进入血脑屏障。

血眼屏障包括血房水屏障、血视网膜屏障等结构,可使全身给药时药物在房水、晶状体和玻璃体等组织的浓度远低于血液,难以达到有效浓度,因此大部分眼病的有效药物治疗是局部给药。与血脑屏障相似,脂溶性或小分子药物比水溶性大分子药物更易通过血眼屏障。

胎盘屏障存在于母体循环系统与胎儿循环系统之间,是母体和胎儿之间控制内外物质流通的结构,也是药物由母体进入胎儿的流通结构。胎盘屏障有类似于血脑屏障的性质,非离子型的、脂溶性高的药物易于通过,而脂溶低的、易解离的药物则较难通过。与血清蛋白结合的药物也易于通过屏障,进入胎儿。由于孕妇用药后药物可或多或少地作用于胎儿,有些药物对胎儿毒性较大,并可导致畸胎,因此孕妇用药应特别谨慎。

(四)药物的代谢

药物的代谢又称生物转化或药物转化,是指药物在体内经酶或其他作用而发生的化学结构改变。阐明代谢规律对于掌握药物或毒物的作用至关重要,其意义在于:①许多脂溶性药物代谢生成的代谢物通常是极性较母药增大,水溶性增强,易从肾或胆汁排出;②多数药物经代谢后活性降低,即从活性药物变成无活性的代谢物,可称灭活;③某些无活性药物或前体药经代谢后形成活性代谢物,可称激活;也有的活性药物转化成仍具有活性的代谢物,但与母药相比,它们的作用或体内过程可能发生不同程度的改变;④有些药物等外源性化合物经生物转化后可形成毒性代谢物。药物在体内代谢后,最终目的是使其脂溶性降低、极性增加、易排出体外。

1.药物代谢方式

药物代谢可分为两种类型,即Ⅰ相反应和Ⅱ相反应。Ⅰ相反应主要是通过氧化、还原、水解等反应,使药物分子上引入某些极性基团,如—OH、—COOH、—NH$_2$或—SH等。Ⅰ相反应使多数药物失去活性,但也是产生活性或毒性代谢物的主要途径。Ⅱ相反应是结合反应,药物或代谢物通过与葡萄糖醛酸、硫酸或甘氨酸等结合,形成水溶性复合物,从尿和胆汁排出体外。不同药物代谢的方式不同,有些药物均有Ⅰ相和Ⅱ相代谢,有些药物仅有Ⅰ相或Ⅱ相代谢反应。

2.CYP酶

肝是代谢的主要部位,代谢的催化酶是肝微粒体细胞色素P450酶系及非微粒体酶系。其中最重要的是肝微粒体细胞色素P450(CYP450)酶系,又称为混合功能氧化酶或单加氧酶,简称"CYP酶""肝药酶""CYP450"或"P450"。

CYP酶是一个基因超家族,包括若干亚家族。凡氨基酸同源性大于40％的视为同一家族,氨基酸同源性大于55％为同一亚家族。在人体中已鉴别出至少12种CYP450酶家族,其中有三种酶系家族作用较强:CYP1、CYP2和CYP3。而且每一个酶系家族又可分为A、B、C、D及E五个亚家族,在每个亚家族中具体单个的酶用阿拉伯数字来表示。例如CYP3A4中的CYP是细胞色素P450的缩写,3是家族,A是亚家族,4是单个酶。在亚家族中与药物代谢相关较密切的有CYP3A、CYP2D、CYP2C、CYPIA、CYP2E等。其中CYP3A4作用底物较多,能被药物诱导或抑制,是药物相互作用中非常重要的酶。CYP酶在遗传上存在变异因素,普遍具有药物代谢多态性。研究显示,CYPIA2、CYP2D6、CYP2C9、CYP2C19、CYP3A4等存在遗传代谢多态性,越来越多涉的药物(如甲苯磺丁脲、华法林、苯妥英钠及非甾体抗炎药等)已引起人们的重视。酶的代谢表型可分为四种:快代谢型(EM)、弱代谢型(PM)、中间代谢型(IM)和超强代谢型(UM)。

3.影响药物代谢因素

(1)遗传因素:个体之间药物代谢酶的差异主要由遗传因素和环境因素引起。一般来说,遗传因素引起药物代谢酶结构变异,从而导致代谢功能改变。而环境因素不改变酶的结构,只是调节代谢酶的活性。同时遗传因素和环境因素都能引起体内药物代谢酶量的改变。遗传因素影响药物生物转化的主要表现为药物代谢的多态性现象,即药物的代谢速率在人群中有明显差异,这些差异可表现在种族方面,也可发生于同一种族的不同人群中。首次描述生物转化因遗传多态性所致差异的现象是在20世纪70年代。发现人群对异烟肼的N-乙酰化有快慢两种表型,慢乙酰化者肝N-乙酰转移酶含量明显减少。继后,又发现异喹胍羟化多态性(遗传变异酶CYP2D6)、乙酰化多态性(胞质N-乙酰转移酶NAT2),近年,已发现CYP2C9等的底物也存在多态性等。

(2)CYP酶的诱导剂和抑制剂:许多物质可以改变CYP酶活性,从而影响药物代谢速率、改变药物作用强度及维持作用时间等。凡是能促进CYP酶合成和(或)活性增强的药物,称为酶诱导剂,目前已发现有200多种药物有诱导CYP酶的作用,主要有苯巴比妥、利福平、甲丙氨酯等。药酶活性增加是机体对药物产生耐受性的原因之一,因药酶活性增加,促使药物代谢加快,而使机体对药物的反应性减弱。例如苯巴比妥和抗凝血药双香豆素合用时,因苯巴比妥的药酶诱导作用很强,连续用药可使双香豆素破坏加速,使凝血酶原时间缩短;突然停用苯巴比妥后,又可使双香豆素血药浓度升高,导致出血危险。此外,有些药物如巴比妥类、水合氯醛、甲丙氨酯等本身就是它们所诱导的 CYP 酶的底物,因此在反复应用后,CYP 酶的活性增高,其自身代谢也加快,这一作用称自身诱导。反之,凡是能抑制 CYP 酶活性或减少药酶合成的药物称为酶抑制剂,主要有异烟肼、西咪替丁、氯霉素、奎尼丁等。若与其他药物合用时,由于药酶受到抑制使这些药物的代谢减慢,血中浓度增高,可引起中毒反应。另外,有些药物对 CYP 酶活性具有双重作用。如保泰松对 CYP 酶活性的改变依合用药物种类不同而异,它对安替比林、可的松、地高辛等药是酶诱导剂,而对甲苯磺丁脲、苯妥英钠等则是酶抑制剂。这可能是由于保泰松对不同类型的 CYP 分别起诱导和抑制的作用,而不同类型的 CYP 代谢不同的药物。

(3)其他因素:年龄、疾病、饮食等也是影响药物代谢的常见因素。例如,早产儿、新生儿肝内葡萄糖醛酸转移酶不足,易出现胆红素脑病;且应用氯霉素因代谢障碍易引起急性中毒的"灰婴综合征"。心脏、肝及肾疾病时,都可因血流量不足、功能受损而导致药物代谢及消除减慢等结果。

另外,近年研究显示,肠道菌群不仅影响食物的消化和吸收,还影响到口服药物吸收和代谢处置。有人甚至认为胃肠道微生物群落强大的代谢能力可与肝相媲美。肠道菌群在胃肠道首关效应中起着关键作用。例如,肠道菌群能够将甲硝唑代谢为还原型代谢物乙酰氨和 N-(2-羟乙基)草氨酸。肠道菌群还可通过对肝药酶活性的诱导作用,增加部分 CYP 的表达,从而影响药物代谢酶的作用。

(五)排泄

药物排泄是指体内的药物和其代谢产物经排泄器官或分泌器官排出体外的过程。机体排泄的主要器官是肾,此外,胆道、汗腺、乳腺、唾液腺、肺、胃肠道等也有排泄药物的功能。

1.肾排泄

肾对药物的排泄方式为肾小球滤过和肾小管分泌。肾小管重吸收是对已经进入尿内药物的回收再利用过程。

(1)肾小球滤过:肾小球毛细血管膜孔较大,除血细胞成分、较大分子的物质及与血浆蛋白结合的结合型药物外,未结合的游离型药物及其代谢产物均可经肾小球滤过。

(2)肾小管分泌:肾小管分泌是有载体参与的主动转运过程,分别通过有机酸转运系统和有机碱转运系统向管腔内分泌弱酸类和弱碱类药物。分泌机制相同的两类药物合用时,经同一载体转运可产生竞争性抑制。例如,青霉素同丙磺舒合用,丙磺舒竞争性抑制青霉素的分泌,可减少青霉素的排泄,使作用时间延长。同理,噻嗪类利尿药、水杨酸盐、保泰松等可与尿酸竞争肾小管分泌而引起高尿酸血症,诱发痛风。

(3)肾小管重吸收:经肾小球滤过进入肾小管的药物,因原尿中的水分重吸收,使尿中药物浓度升高,当超过血浆浓度时,脂溶性大、极性低的药物被重吸收回血浆,而极性高、水溶性大的代谢物不被重吸收而随尿排泄。弱酸性药物在酸性尿中解离度小、脂溶性大，易被重吸收，因此排泄较慢；而在碱性尿中解离度大、水溶性大，不易被重吸收，排泄加快。弱碱性药物则与此相反。因此，改变尿液的 pH，可加速或延缓药物的排泄。例如，巴比妥类、磺胺类、水杨酸类等弱酸性药物中毒时，常应用碳酸氢钠碱化尿液，使药物的解离度增加，重吸收减少，排出加快。

2.胆汁排泄

某些药物及其代谢物可随胆汁排入肠道。经胆汁排泄的药物胆道内浓度较高，可用于胆道疾病的治疗，如红霉素、四环素、利福平等可治疗胆道感染。经胆汁排入肠腔的药物部分可再经小肠上皮细胞吸收经肝进入血液循环，称为肝肠循环。有肝肠循环的药物排泄缓慢，易引起蓄积中毒；若中断其肝肠循环，则半衰期和作用时间均可缩短。例如，洋地黄毒苷口服吸收后约有 26% 形成肝肠循环，使药物作用时间明显延长；中毒时，口服考来烯胺可在肠内和洋地黄毒苷形成络合物，中断肝肠循环，加快其从粪便中排泄。

3.乳汁排泄

乳汁较血液偏酸性，因而碱性药物，如吗啡、奎宁、阿托品等生物碱易进入乳腺管。故哺乳期妇女用药时应注意。

二、药物代谢动力学基本概念及参数

（一）房室模型

药动学的实质是用动力学的原理和方法研究药物的吸收、分布、代谢和排泄，通过数学模型阐明血药浓度随时间变化的规律。为了使复杂的生物系统简化，便于定量分析，建立房室模型帮助理解药物在体内的变化规律。房室是一个抽象的概念，不代表某个具体的解剖上的组织器官。常见的有一室模型和二室模型。

1.一室模型

给药后，药物瞬时在体内各部位达到平衡，可将机体看成一个均匀的整体，称为一室模型。血浆中药物浓度的变化能够反映组织中的药物浓度的变化。

2.二室模型

药物在不同组织中的分布存在差异，给药后，血液丰富的组织，如血液、脑、肝、肾等药物分布快，而血液贫乏的组织，如脂肪、皮肤等药物分布慢，根据药物在组织中转运速度的不同，将先进入的分布速率大的组织称为中央室，后进入的分布速率小的组织称为周边室。按此假设的房室模型称为二室模型。若转运到周边的速率过程仍有较明显的快慢之分，就称为三室模型。

（二）时量关系

体内药量随时间变化的关系即时量关系，是药动学研究的中心问题。图 1-1-1 表示药效和血药浓度随时间变化的时效关系和时量关系。按一室模型理解，曲线升段主要是吸收过程（此时消除过程已经开始）。曲线在峰值浓度（C_{max}）时吸收速度与消除速度相等。

从给药时至峰值浓度的时间称为达峰时间(t_{peak}),曲线降段主要是药物消除过程。血药浓度在最小有效浓度和最小中毒浓度之间所占的时间称为有效期。曲线下面积(AUC)与吸收入体循环的药量成比例,反映进入体循环药物的相对量。

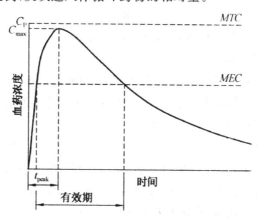

MTC:最小中毒浓度;***MEC***:最小有效浓度

图 1-1-1　典型时量曲线

(三)药物的消除动力学

体内药物主要通过代谢和排泄两条途径消除。按一室模型,药物在体内随时间变化可用下列基本通式表达:$dC/dt = -kC_n$。C 为血药浓度,k 为常数,t 为时间。式中 n = 0 时为零级动力学,n = 1 时为一级动力学。

1.一级消除动力学

体内药物按恒定的比例消除,在单位时间内消除量与血浆药物浓度成正比。大多数药物在体内按一级动力学消除。可用数学式表示为

$$-dC/dt = k_e \cdot C$$

式中,k_e 表示消除速率常数。

上式积分、移项,可得表示在 t 时的药量 C_t 与初始药量(t = 0 时)C_0 的关系:

$$C_t = C_0 \cdot e^{-k_e t}$$

上式以常用对数表示,即

$$IgC_t = IgC_0 - k_e t/2.303$$

一级消除动力学有下列特点:①药物转运或消除速率与当时药量或浓度的一次方成正比;②血药浓度与时间曲线在普通坐标图上为曲线,在半对数坐标图上为直线(又称线性动力学);③药物的半衰期恒定,与剂量无关;④血药浓度与时间曲线下面积(AUC)与给药剂量成正比;⑤多剂量给药,经过约 5 个半衰期后,血药浓度达到稳态;⑥单次给药,药物在体内的消除分数取决于半衰期,经过 5 个半衰期,约 97% 的药物从体内消除。

2.零级动力学

药物在体内以恒定的速率消除,即不论血浆药物浓度高低,单位时间内消除的药量不变,机体消除某恒定量药物,又称恒量消除。通常是因为药物在体内消除能力达到饱和所

致。其微分方程式为

$$dC/dt = -k_0$$

积分方程式为

$$C_t = -k_0 t + C_0$$

部分药物当体内药量超过机体代谢能力时为零级动力学消除,降至最大消除能力以下时,转化为一级动力学消除。

零级动力学的特点:①恒速消除(最大清除力,与血药浓度无关);②血浆半衰期不恒定(随血药浓度变化);③易蓄积中毒;④血药浓度与时间曲线在普通坐标图上为直线,在半对数坐标图上为曲线(又称非线性动力学)。

3.混合消除动力学

即在低浓度或低剂量时,按一级动力学消除,达到一定高浓度或高剂量时,因消除能力饱和,单位时间内消除的药物量不再改变,按零级动力学消除,如苯妥英钠、水杨酸、乙醇等。混合消除动力学可用米-曼方程表示,即

$$\frac{dC}{dt} = \frac{V_{max} \cdot C}{K_m + C}$$

式中,V_{max} 为最大消除速率;K_m 为米-曼常数,是在 50% 最大消除速率时的药物浓度。

当 $K_m \gg C$ 时,即体内药物消除能力远大于药物量时,G 可忽略不计,为一级动力学消除过程。

当 $C \gg K_m$ 时,即体内药物量超过了机体的代谢能力,K_m 可忽略不计,为零级动力学消除过程。

(四)药物代谢动力学参数

1.消除半衰期($t_{1/2}$)

$t_{1/2}$ 是指血浆药物浓度下降一半所需要的时间,反映药物在体内的消除速度。大多数药物按一级动力学消除,$t_{1/2} = 0.693/ke$,其血浆半衰期是一恒定值,与药物的消除速率常数成反比,而与药物的剂量和浓度无关。

2.清除率(CL)

CL 是指单位时间内,多少体积血浆中药物从体内被清除。总清除率为各器官清除率之和。一般情况下,器官清除率主要指肝清除率和肾清除率。对于静脉给药,总清除率可通过给药剂量和 AUC 的比值求得,即 CL=D/AUC,单位 mL/min。

3.表观分布容积(V_d)

V_d 是指当血浆和组织内药物分布达到平衡后,体内药物按此时的血药浓度在体内分布时所需要的体液容积。V_d 值并不代表真正的生理体积,故加了"表观"两字。

$$V_d = A/C_0$$

对于静脉注射给药,C_0 是理论上给药剂量 A 在体内分布平衡时的血药浓度,是时量曲线的消除相延伸与 Y 轴的交点。

根据 V_d 值的大小可以推测药物在体内分布情况。V_d 值大,表示药物分布广或组织

摄取多；V_d 值小，则提示组织内药量少。V_d 也是确定临床给药剂量的重要参数。V_d、$t_{1/2}$ 和 CL 间存在下列关系：

$$CL = V_d \times 0.693 / t_{1/2}。$$

4.生物利用度（F）

F 是指药物经血管外给药后，药物被吸收进入血液循环的相对量。

$$F = A/D \times 100\%$$

式中，A 为体内药物总量，D 为用药剂量。

生物利用度可分为绝对生物利用度和相对生物利用度。生物利用度是通过比较药物在体内的量来计算的。药物在体内的量可用 AUC 表示。静脉注射时的生物利用度应为 100%，因此如以生物利用度给药（如口服）的 AUC 和静脉注射的 AUC 进行比较，可得该药的绝对生物利用度 F：

$$绝对生物利用度\ F = \frac{口服等量药后的\ AUC}{静脉注射等量药后的\ AUC} \times 100\%$$

如将同一血管外给药途径的某一种药物制剂（如不同剂型、不同药厂生产的相同剂型、同一药厂生产的同一品种的不同批号等）的 AUC 与相同标准制剂进行比较，则可得相对生物利用度：

$$相对生物利用度\ F = \frac{受试制剂的\ AUC}{标准制剂的\ AUC} \times 100\%$$

绝对生物利用度表明药物的吸收程度，同时用于药动学计算；相对生物利用度是评价药物制剂质量的指标。

如果药品含有同一有效成分，而且剂量、剂型和给药途径相同，则其在药动学方面应是等同的。两个药动学等同的药品，若含有效成分的生物利用度无显著差别，则认为生物等效。生物利用度是含量相同的不同制剂能否产生相同的治疗效应，亦即是否具有生物等效性的依据。

（五）多次用药的时量关系

1.稳态血药浓度（C_{ss}）

按一级动力学消除的药物，其体内药物总量随着不断给药而逐步增多。随着给药次数的增加，血药浓度递增速率逐渐减慢，当给药量等于消除量时，体内药物总量不再增加而达到稳定状态，此时的血浆药物浓度称为稳态浓度（图 1-1-2）。在 C_{ss} 时，血药浓度可以波动，波动最高值称峰浓度（$C_{ss.max}$），最低值称谷浓度（$C_{ss.min}$）。达到稳态所需时间与给药频率无关，仅取决于药物的半衰期。不论何种给药途径，凡以恒定的间隔给予相同剂量的药物，血浆药物均需经 5 个半衰期达到稳态浓度。

2.临床常用的多次给药的方法

（1）等剂量等间隔给药：这是临床的常规给药方法。给药剂量与稳态浓度成正比。不改变给药间隔，稳态浓度随每次给药剂量增加而提高，而达到稳态浓度时间不变。波动度不变，波动范围改变。

（2）间隔给药：当给药剂量不变,给药间隔大于 $t_{1/2}$,药物时量曲线呈脉冲式变化,药物浓度无累积现象。如糖皮质激素采用隔日疗法,可减少不良反应。

（3）负荷量与维持量给药：为了满足临床治疗要迅速达到疗效的需要,可采用负荷量的给药方法,即首次剂量加倍。对于半衰期长的药物,要迅速达到稳态浓度,常采用负荷量的给药方法,让稳态浓度提前到达,随后改用维持量（图1-1-3）。

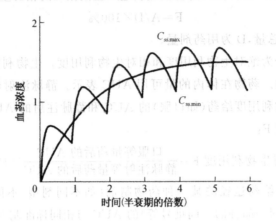

$C_{ss.\,max}$:稳态时峰浓度；$C_{ss.\,min}$:稳态时谷浓度

图 1-1-2　多次间歇给药的药-时曲线

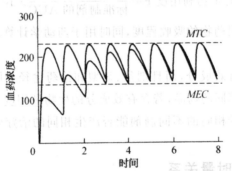

MEC:最小有效浓度；MTC:最小中毒浓度

图 1-1-3　负荷量给药对稳态血药浓度的影响

此外,在静脉滴注开始时,如将第一个静脉滴注药量的1.44倍的剂量推注,然后开始恒速静脉滴注,可即刻达到稳态血药浓度。

第二节　药物效应动力学

临床药物效应动力学（简称临床药效学）是研究药物对人体的作用、作用规律及机制的科学。研究临床药效学的目的是指导临床合理用药,即发挥药物的最佳疗效,避免或减少不良反应。合理用药要求医生要充分熟悉临床药效学知识,并结合药动学知识和患者情况,制订合理的用药方案。

一、药物的基本作用

(一)药理作用与效应

药物的作用指药物与机体细胞间通过分子相互作用所引起的初始作用,是起因。药物的效应是药物作用引起的机体功能和形态变化,是结果。药物的作用和效应两者因果关系间的过程统称为作用机制。药物直接对它所接触的器官、细胞所产生的作用称为直接作用。由机体反射性生理调节机制所产生的作用称为间接作用。药理效应的基本类型是兴奋和抑制,分别为机体原有功能的增强或减弱。对于大多数药物来说,其兴奋或抑制的药理效应比较稳定,另有少数药物在使机体极度兴奋之后,出现功能衰竭而转为抑制。

药物作用具有特异性,药理效应具有选择性。药理效应的选择性指药物引起机体产生效应的范围的专一或广泛程度。选择性高的药物,其作用靶点专一,效应范围窄;选择性低的药物作用位点多,效应范围广。药物作用的特异性与药理效应的选择性并不一定平行。例如,阿托品特异性阻断 M-胆碱受体,但其药理效应选择性不高,对心脏、血管、平滑肌、腺体及中枢神经系统都有影响,而且有的兴奋、有的抑制。作用特异性强及(或)效应选择性高的药物应用时针对性较好。反之,效应广泛的药物不良反应较多。但广谱药物在多种病因或诊断未明时也有其方便之处,例如广谱抗生素、广谱抗心律失常药等。药物选择性的产生与药物在体内的分布、组织器官的生化功能,组织结构差异等因素有关。

药物必须在作用靶点达到有效浓度时才能产生效应。如胆道感染时,应选用原形经胆汁排泄的药物;泌尿道感染时,则应选用原形经肾排泄的药物。药物作用的靶点决定药物作用的性质和选择性。对病原体而言,其与人体组织细胞的结构差异是药物的选择性作用靶点的基础。细菌有细胞壁而哺乳动物细胞没有,β-内酰胺类抗生素可通过抑制细胞壁合成起杀菌作用,而对人的毒性很小。不同种属之间组织细胞的结构差异也影响药物的选择性作用,如同样是影响叶酸代谢的药物,磺胺药用于抗菌,乙胺嘧啶用于预防疟疾。

(二)治疗作用与不良反应

治疗作用指药物作用的结果有利于改变病人的生理、生化功能或病理过程,使患病的机体恢复正常,符合用药目的或达到防治效果的作用。不良反应(ADR)指不符合用药目的、并给患者带来不适或痛苦的反应。治疗作用和不良反应是药物本身存在的两重性作用。临床用药时,必须充分考虑用药的有效性和安全性,结合病情与治疗需要权衡利弊,合理选用。

1.治疗作用

治疗作用可分为对因治疗和对症治疗。对因治疗指用药目的在于消除原发致病因子,彻底治愈疾病,也称治本。例如,应用化疗药物杀灭体内的病原体;对症治疗指用药目的在于改善症状,也称治标。例如,心绞痛发作时,舌下含服硝酸甘油予以急救。对症治疗不能根除病因,但对病因未明暂时无法根治的疾病却是必不可少的。因此,在临床用药时应遵循"急则治其标,缓则治其本"的原则,根据患者的病情及时选用对症治疗和对因治疗或"标本兼治"的方案治病救人。

2.不良反应

多数不良反应是药物的固有作用所致,可以预知并避免。药物的不良反应按药理学分类主要有以下几种:

(1)副作用或副反应:指药物在治疗剂量时产生的与治疗目的无关的作用。其原因是药物作用的选择性差,效应范围广。例如,阿托品用于解除胃肠痉挛时,可引起口干、心悸、便秘等不良反应。

(2)毒性反应:指用药剂量过大或时间过长蓄积过多而引起的危害性反应。毒性反应是药理效应的进一步增强和延续。有时用药剂量不大,但由于机体对药物过于敏感也可出现毒性反应。绝大多数药物都有一定的毒性,例如治疗慢性心功能不全的药物地高辛过量可引起心律失常等。短期内过量用药所引起的毒性反应称为急性毒性,以损害循环、呼吸及神经系统功能为主;长期用药导致药物在体内过量蓄积而逐渐发生的毒性反应称为慢性毒性,常损害肝、肾、骨髓、内分泌等功能。致癌、致畸和致突变等属于特殊毒性。

(3)后遗效应:指停药后血药浓度已降至阈浓度以下时残存的药理效应。如服用巴比妥类催眠药后,次晨仍有困倦现象;长期应用肾上腺皮质激素后导致肾上腺皮质萎缩在停药后短期内难以恢复。

(4)停药反应:指长期用药后突然停药出现的原有疾病加剧,又称反跳现象。如长期服用可乐定降血压,停药次日血压将明显回升。因此,应该遵循临床用药规则,在病情控制后逐渐减量缓慢停药。

(5)变态反应:指过敏体质患者应用某些药物后产生的对机体有损害的异常免疫反应,也称过敏反应。致敏原可为药物本身、药物代谢产物或药物中的杂质;变态反应的发生与用药剂量无关,反应性质也与药理作用无关;反应程度差异较大,从轻微的皮疹、发热到过敏性休克甚至致死等均可发生。青霉素的过敏反应早已熟知,中药注射剂等引起的变态反应正日益被重视。由于许多药物来源于自然界,因此首次用药也可发生变态反应,如首次应用青霉素时即可发生过敏性休克。

(6)特异质反应:指少数特异体质的患者对某些药物发生的异常反应。该反应与遗传有关,与药理作用无关,大多是由于机体缺乏某种酶,使药物在体内代谢受阻所致。如对骨骼肌松弛药琥珀胆碱的特异质反应是由于先天性血浆胆碱酯酶缺乏所致。目前各种基因检查或酶活性检测方法的应用,可避免特异质反应的发生。

二、药物的量效关系和时效关系

(一)量效关系

指在一定剂量范围内,药理效应的强弱与药物剂量或浓度增减呈一定相关性,称为量效关系。以药理效应的强度为纵坐标,药物剂量或浓度为横坐标作图表示量效关系的曲线称为量效曲线。

在量效关系中效应有两种表达方法。一种是"量反应",指药理效应强度随用药剂量或浓度增减呈连续变化的反应。例如,药物对呼吸、心率、血压、血糖等的作用,其药效强度可用实测数值表示,数据有计量单位。另一种是"质反应",指药物效应随用药剂量或浓度增减呈全或无、阴性或阳性反应。例如,药物使动物存活或死亡、惊厥或不惊厥等的作用,药效强度常用阳性率、有效率、死亡率等表示。量反应也可转化为质反应,即可根据需要指定某范围为"有"或"无"。

1.量反应的量效曲线

量反应量效曲线以效应强度为纵坐标,剂量或浓度为横坐标作图,可得直方双曲线;若将药物剂量或浓度改为对数剂量或对数浓度表示,则量反应量效曲线呈对称的 S 形曲线。通过对该曲线的分析,可以了解药物量效关系的特点,并获得反映该关系的参数。

(1)斜率:量效曲线在效应量的 20%～80% 区间大致呈直线,该段直线与横坐标夹角的正切值称为量效曲线的斜率。斜率大的药物说明药量的微小变化即可引起效应的明显改变。

(2)最小有效量或最小有效浓度(MEC):指能引起药理效应的最小药物剂量或最小药物浓度,也称为阈剂量或阈浓度。

(3)半效剂量或浓度(ED_{50} 或 EC_{50}):指能引起 50% 最大效应的药物剂量或浓度。

(4)最大效应(E_{max}):也称为效能,指继续增加药物剂量或浓度而效应不再继续上升,即达到最大效应。

(5)效价强度:指能引起等效反应(一般采用 50% 效应量)的相对剂量或浓度,其值越小则强度越大。

效能和效价强度两者分别反映药物的不同性质,都用于评价药物作用的强弱。但是,效能高比效价强度高的药物更具临床意义,因为效价强度高仅是用药量多少的差异,而效能高则可以获得更高的效应。例如,中效能利尿药环戊噻嗪和氢氯噻嗪的排钠效价强度大于高效能利尿药呋塞米,这仅意味着用药量较少即可取得相当效应;由于氢氯噻嗪的效能低,最大排钠有限,常用于轻、中度水肿患者;呋塞米效能高,重症水肿患者选用可获得较强的利尿效应。

2.质反应的量效曲线

质反应量效曲线常见的绘制方法有:将动物按用药剂量分组进行实验,以剂量或浓度为横坐标,以阳性反应率为纵坐标作图,可得到与量反应中的直方双曲线相似的曲线;将横坐标的剂量或浓度改为对数剂量或浓度的描述,以药物剂量或浓度区段出现阳性反应率为纵坐标作图,可得到呈正态分布的倒钟形曲线;横坐标用对数表示,以随剂量增加的累计阳性反应率为纵坐标作图,则可得到 S 形量效曲线。

质反应的量效曲线中,斜率不仅反映药效强度,也反映阳性反应的离散趋势,即反映个体差异程度,斜率陡峭的药物反映个体差异较小;半数有效量(ED_{50})指能引起 50% 阳性反应的药物剂量,如效应为中毒,称为半数中毒量(TD_{50}),如效应为死亡,称为半数致死量

（LD_{50}）。

质反应的量效关系有如下临床意义：

（1）比较药物的效价强度：通过对两药的 ED_{50} 或 LD_{50} 比较，可以判断药物的效价强度。ED_{50} 或 LD_{50} 较小者，效价强度一般较强。

（2）判断药物作用的差异：通过对药物量效关系直线斜率的分析，可以判断药物作用的异同。若两药的斜率差异有统计学意义，提示两药的作用可能有较大差别。

（3）评价药物安全性：经量效关系分析所获得的 LD_{50}、ED_{50} 等常用于药物的安全性评价，评价方式有以下几种：

①LD_{50}：是常用的评价药物毒性的指标，LD_{50} 值小，说明药物毒性大。LD_{50} 在新药研发及药物筛选中有重要作用。

②治疗指数（TI）：指药物 LD_{50}/ED_{50} 的比值。通常以 TI 的大小来衡量药物的安全性。TI 值大，表示药物的有效剂量与致死剂量间距离大，药物相对安全。但当某药的量效曲线与其剂量毒性曲线不平行时，则 TI 值不能完全表示药物的安全性。

③安全范围：指 LD_5（5％致死量）与 ED95（95％有效量）之间的距离。其值越大，表示药物越安全。

④可靠安全系数（CSF）：指 LD_1（1％致死量）与 ED_{99}（99％有效量）的比值，CSF＞1，表示药物较为安全。

通常评价药物的安全性，除参考 TI 值外，还必须参考 LD_1 与 ED_{99} 的比值或 LD_5 与 ED_{95} 之间的距离。绝大多数药物的安全性与药物剂量（或浓度）相关，因此将药物的 ED_{50} 与 TD_{50}（或 LD_{50}）这两组实验的数据同时分析并加以比较，则比较容易清楚治疗指数和安全范围的关系及其意义。须指出，上述指标仅能反映与剂量有关的急性毒性，无论这些指标提示安全性多大，与剂量无关的过敏性休克或特殊类型的慢性毒性仍可发生。

必须指出，与药物剂量相比，血药浓度与药理效应的关系更为紧密。大多数药物的血浆浓度在一定范围内与药理效应呈相关性，临床上对某些药物进行治疗药物监测时，往往通过检测血药浓度而制订合理用药方案。

（二）时效关系

1.时效曲线

用药后随着时间的推移，药物作用出现动态变化的过程。一次用药后相隔不同时间测定药物效应，以时间为横坐标、药物效应强度为纵坐标作图，可得时效曲线。如果在治疗有效的效应强度处以及在出现毒性反应的效应强度处分别作一条与横轴平行的直线（称为有效效应线和中毒效应线），则在时效曲线上可找到起效时间、最大效应时间、疗效维持时间以及作用残留时间。上述参数可以作为制订用药方案的参考。但必须结合连续用药时的情况综合考虑。

2.临床意义

（1）时效曲线与时量曲线的关系：时间-血药浓度曲线即时量曲线也可以反映药物效应的关系。但在某些情况下药物的效应与血药浓度并不平行。如那些需活性代谢产物发挥作用或缓慢起效的药物,时量曲线和时效曲线在时间上可能存在差异。由于药物作用的性质和机制不同,药物的作用强度往往具有自限性(饱和性),不能随着血药浓度升高而增强。因此,这两种曲线可以互相参考而不能互相取代。

(2)药物蓄积:由于反复使用代谢较慢或毒性较大的药物,使给药速度大于消除速度,或由于患者肝、肾功能不良,使药物消除发生障碍时,就会产生药物蓄积。蓄积过多可致蓄积中毒。因此,在连续用药时,必须根据药代动力学参数和量效、时效关系,制订用药方案,以防止蓄积中毒。临床上口服抗凝血药和强心苷类药等较易发生蓄积中毒,应予注意。

三、药物与受体

药物的作用机制是研究药物如何与机体受体结合而发挥作用的。大多数药物的作用来自药物小分子与机体大分子相互作用,引起机体生理生化功能改变。药物与机体结合的部位就是药物作用的靶点。已知药物作用机制涉及的靶点有受体、酶、离子通道、核酸转运体、基因等。这里重点介绍药物作用的受体机制。

(一)受体的概念和特性

受体是一类介导细胞信号转导的功能蛋白质,能识别周围环境中的某些微量化学物质,首先与之结合,并通过中介的信息放大系统,触发后续的药理效应或生理反应。能与受体特异性结合的物质称为配体。体内存在许多能与受体结合的生理功能调节物质,被称为内源性配体,如神经递质、激素、自身活性物质等;受体可由一个或数个亚基组成,在其上的某些立体构型具有高度特异性,能准确识别并与配体或与其化学结构相匹配的药物结合。这些活性基团称为受点。受体具有以下特性。

1.特异性

特定的受体只能与特定的配体结合,产生特定的生理效应。同一化合物的不同光学异构体与受体的亲和力相差很大。

2.饱和性

受体数目是一定的,其能结合的配体量也是有限的,因此受体具有饱和性,在药物的作用上反映为最大效应。当药物达到一定浓度后,其效应不会随浓度增加而继续增加。作用同一受体的配体间有竞争性。

3.可逆性

配体与受体的结合是化学性的,一般是可逆的,配体可以从配体-受体复合物中解离,得到的仍是配体原形本身。

4.灵敏性

受体只要与很低浓度的配体结合就能产生显著的效应。

5.多样性

同一受体可广泛分布于不同组织或同一组织不同区域,受体密度不同。受体多样性是受体亚型分类的基础,受体受生理、病理和药物因素调节,处于动态变化之中。

(二)受体的类型

根据受体蛋白结构、信息转导过程、信号转导通路、受体蛋白位置及效应器性质等特点,受体大致可分为以下 4 种。

1.G 蛋白偶联受体

其主要特点是,在受体与激动剂结合后,只有经过 G 蛋白的转导,才能将信号传递至效应器。如 M 胆碱受体、肾上腺素受体、多巴胺受体、5-HT 受体、前列腺素受体及一些多肽类受体等。G 蛋白偶联受体介导来自这些配体的信号通过第二信使(cAMP、cGMP、IP_3、DAG、Ca^{2+})转导至效应器,从而产生生物效应。

2.配体门控的离子通道受体

配体门控离子通道由离子通道和受体构成。药物或内源性配体与受体结合后,受体变构使通道开放或关闭,改变离子跨膜转运,引起膜电位的变化,传递信息产生生理效应。属于配体门控的离子通道有 N 胆碱受体、兴奋性氨基酸(谷氨酸、甘氨酸)受体、γ-氨基丁酸受体等。

3.具有酪氨酸激酶活性受体

酪氨酸激酶受体为跨膜糖蛋白,胞外有一段与配体结合的结构域,中间有 20 多个疏水性氨基酸构成的跨膜结构域,胞内有可被磷酸化的酪氨酸残基。当酪氨酸激酶与其激动剂受体结合后,受体变构,使效应器蛋白的酪氨酸碱基磷酸化,激活酪氨酸蛋白激酶引起一系列细胞内信息传递。胰岛素、胰岛素生长因子、表皮生长因子的受体均属于这一类。

4.细胞内受体

肾上腺皮质激素、甲状腺素、维 A 酸、维生素 A、维生素 D 等透过细胞膜,与细胞内受体结合形成复合物,以二聚体的形式进入细胞核,在细胞核中识别特异 DNA 碱基区段,产生调控基因转录的作用,生成活性蛋白调节各种发育、分化、生长及生理功能。

(三)药物与受体相互作用

药物与受体的相互作用,包括两个密切相关的过程,即药物(配体)与受体结合及药物(配体)与受体相互作用。

1.药物与受体的结合

绝大多数配体与受体是通过分子间的吸引力如范德华力、离子键、氢键等形式结合,是可逆的;少数是通过共价键结合,这种结合难以逆转。药物与受体的结合形式取决于药物的化学结构和由此产生的对受体的亲和力,即药物与受体的结合能力。它与药物效价强度有关。常用亲和力常数 pD_2 表示其大小:

$$pD_2 = -\log K_D$$

式中,K_D 为与 50% 受体结合时药物的剂量即产生 50% 最大效应时的剂量。亲和力与 pD_2 成正比。

2.药物-受体相互作用的学说

受体理论是药效学的基本理论之一。有学者提出"受体"以来,受体学说不断修改、补充和发展,现已成为公认的药效学基本理论。先后提出的受体假说主要有以下几种:①占领学说;②速率学说;③二态模型学说。目前,认为药物与受体结合后产生效应除取决于药物与受体的亲和力外,还需要有内在活性,它表示药物与受体结合后产生效应的能力,以 α 表示,$0 \leqslant \alpha \leqslant 1$。内在活性与药物的效能有关。当药物的亲和力相等时,其最大效应取决于内在活性的大小;当内在活性相等时,药物的效价强度取决于亲和力。

(四)激动药与拮抗药

根据与受体作用情况,可将药物分为激动药和拮抗药。

1.激动药

将既有亲和力又有内在活性的药物称为激动药,它们能与受体结合并激活受体而产生效应。根据亲和力和内在活性,激动药又能分为完全激动药和部分激动药。前者对受体有很高的亲和力和内在活性($\alpha = 1$),后者对受体有很高的亲和力,但内在活性不强($\alpha < 1$),与激动剂并用时还可拮抗激动药的部分生理效应。

2.拮抗药

虽具有较强的亲和力,但缺乏内在活性($\alpha = 0$),故不能产生效应,但由于其占据了一定数量的受体,反而可拮抗激动药的作用。

拮抗药分为竞争性拮抗药和非竞争性拮抗药两种。由于激动药与受体的结合是可逆的,竞争性拮抗药可与激动药互相竞争与相同受体结合,产生竞争性抑制作用,可通过增加激动药的浓度使其效应恢复到原先单用激动药时的水平,使激动药的量-效曲线平行右移,但其最大效应不变,这是竞争性抑制的重要特征。竞争性拮抗药与受体的亲和力可用拮抗参数(pA_2)表示,其含义是,在拮抗药存在时,若 2 倍浓度的激动药所产生的效应恰好等于未加入拮抗药时激动药的效应,则所加入的拮抗药的摩尔浓度的负对数即为 pA_2。pA_2 值的大小反映竞争性拮抗药对其激动药的拮抗强度。药物的 pA_2 值越大,其拮抗作用越强。非竞争性拮抗药与受体形成比较牢固的结合,因而解离速度慢或者与受体形成不可逆的结合而引起受体构型的改变,阻止激动药与受体正常结合。因此,增加激动药的剂量也不能使量-效曲线的最大强度达到原来水平,使 E_{max} 下降。

(五)受体的调节

受体虽是遗传获得的蛋白,但并不是固定不变的,而是经常代谢更新,处于动态平衡状态。受体数量、亲和力、效应力都受到生理及药物因素的影响。

受体的调节是维持机体内环境稳定的一个重要因素,其调节方式有脱敏和增敏两种类型。

1.受体脱敏

受体脱敏是指在长期使用一种激动药后,受体对激动药的敏感性和反应性下降的现象。如临床长期应用异丙肾上腺素治疗哮喘,可以引起异丙肾上腺素疗效逐渐变弱,产生耐受性。

2.受体增敏

受体增敏是与受体脱敏相反的一种现象,可因长期应用拮抗药而造成。如长期应用 β 受体阻断药普萘洛尔时,突然停药可发生由于 β 受体的敏感性增高而引起的"反跳"现象。

若受体脱敏或增敏仅涉及受体数量或密度的变化,则分别称为受体下调或上调。

第三节 药物相互作用

药物相互作用是指几种药物同时或前后序贯应用时,药物原有的理化性质以及药代动力学或药效动力学发生改变。针对药物相互作用的临床结果,可分为对临床疗效有益相互作用和不利相互作用。有益相互作用可因提高临床疗效、减少不良反应、节约药物、降低药物治疗费用等而被临床积极利用;不利相互作用则可导致疗效降低、无效、发生药物不良反应甚至药物毒性增加。

药物相互作用有三种作用方式:①药代动力学方面的药物相互作用;②药效动力学方面的药物相互作用;③体外药物相互作用。药物相互作用一般主要发生在体内,因此临床上多见药代动力学和药效动力学方面的药物相互作用。

随着药物种类的逐年增加,新的耐药性不断出现,使联合用药的概率日益增加,加大了药物相互作用,特别是不利相互作用发生的频率。因此,在基础理论上和临床治疗方面充分认识药物相互作用的临床意义是临床药理学研究的重要环节。

一、药代动力学的相互作用

当一种药物影响另一种药物的吸收、分布、代谢或排泄时,改变了该药的血浆浓度,并进一步影响其作用靶点的药物浓度时,则发生药代动力学的相互作用。在药代动力学药物相互作用中,药代动力学被改变的药物称为受变药,而促使其改变的药物称为促变药。按药物相互作用中的关系划分,药代动力学药物相互作用也可分为:①单向药物相互作用,如依诺沙星可抑制氨茶碱的代谢,而氨茶碱并不影响依诺沙星的药代动力学;②双向药物相互作用,如口服抗癫痫药丙戊酸钠能显著降低拉莫三嗪的清除率,拉莫三嗪却能显著增加丙戊酸钠的清除率。

(一)影响吸收的药物相互作用

影响药物吸收的相互作用最终会导致药物的吸收速率或吸收程度的改变或同时对两者产生影响。一般认为,当药物吸收程度的改变在 20% 以上时有临床意义。药物通过不同的给药途径被吸收进入体循环发挥药理作用。因此,联合用药时,药物在吸收过程中的任一环节都可能发生相互作用而影响其吸收。胃肠道是口服药物吸收的主要部位,因此药物在胃肠道的相互作用最常见。

1.药物在胃肠道的相互作用

（1）物理性相互作用

①螯合物的影响：四环素类、氟喹诺酮类、磷酸盐类、头孢地尼、左甲状腺素钠、青霉胺等若同时与含有多价金属离子（钙、镁、铝、铋、铁）的药物服用，将在胃肠道内形成难溶解的螯合物而影响前述药物的吸收。如头孢地尼与硫酸铁同时口服或序贯服用，可导致头孢地尼的血药浓度明显降低，生物利用度下降。调节血脂药考来烯胺对酸性分子具有很强的静电引力，易与阿司匹林、洋地黄毒苷、地高辛、甲状腺素等结合成难溶性复合物，妨碍后者吸收。

②吸附作用的影响：药用炭、蒙脱石、白陶土、氢氧化铝、铝碳酸镁、三硅酸镁复方制剂等均可吸附多种药物，使并用药物的吸收减少，生物利用度降低。如林可霉素与白陶土制剂同时服用，林可霉素的血药浓度仅有单服时的十分之一。蒙脱石对碱性药物（如雷尼替丁）和两性药物（如氧氟沙星、诺氟沙星、环丙沙星、司帕沙星）具有较强的吸附性，影响这些药物的吸收。而药用炭等的吸附作用，在临床上被广泛用于轻、中度中毒的解救。具有吸附作用的药物还可以通过阻断一些药物的肝肠循环，降低血药浓度。如降胆固醇药考来烯胺是强碱性阴离子交换树脂，可在肠内与洋地黄毒苷形成络合物，中断后者的肝肠循环，加快其从粪便排出而解毒。

（2）生物学性相互作用

①胃肠道 pH 的影响：胃肠道 pH 的改变可使某些药物的解离度或溶解度发生变化，从而影响其吸收。弱酸性药物在碱性环境或弱碱性药物在酸性环境下都可导致药物的解离度增大，脂溶性降低，致使药物不容易通过生物膜转运，使药物吸收减少。如水杨酸类药物与碳酸氢钠同时服用时，可因为碳酸氢钠升高了胃内的 pH 而使弱酸性药物水杨酸的吸收减少；抗真菌药酮康唑、伊曲康唑的吸收依赖于足够的胃液分泌。胃内 pH 升高可抑制它们的吸收，导致生物利用度明显下降。因此临床上在服用酮康唑、伊曲康唑时，应避免与抑制胃液分泌的药物（如抗胆碱能药、抗酸药、H_2 受体拮抗剂、质子泵抑制剂）同时服用。

②胃肠道运动的影响：药物在胃肠道吸收的速度和程度往往取决于药物在胃肠道滞留的时间。由于多数药物主要在小肠吸收，而胃排空的速度能影响药物到达小肠的时间，因此可影响药物的吸收。有很多药物能影响胃肠道的运动功能，常见的促胃肠动力药如甲氧氯普胺、多潘立酮、西沙必利和莫沙必利等可促进胃排空，使胃中的其他药物迅速进入小肠，使药物的吸收提前。而某些药物如抗胆碱药物阿托品、溴丙胺太林、抗组胺类药物等可以延缓胃排空，使一些药物进入小肠的速度减慢，从而使药物的见效时间延迟，抑制了药物的吸收速度。

肠蠕动状况也可影响药物的吸收，肠蠕动减慢时，药物在肠内停留时间虽然有所延长，但由于药物与肠内容物不能充分混合或消化液分泌减少，故药物的吸收量不一定增多。临床常见的例子是抗胆碱药与抗凝血药联合应用时，抗胆碱药使肠蠕动减慢，导致抗凝血药的吸收减少而蓄积在肠腔内。但是如果一旦停用抗胆碱药，肠道功能恢复可使抗凝血药吸收过量而产生不良反应；而抗胆碱药阿托品、山莨菪碱和止泻药地芬诺酯可通过延长合用药物在胃肠内的停留时间，增加其吸收；苯巴比妥可刺激胆汁分泌，使脂溶性药物灰黄霉素的吸收增加，但是苯巴比妥刺激胆汁分泌可使肠蠕动加快，使灰黄霉素在小肠上段停留时间缩短而导致吸收减少。

③胃肠道转运体的影响：小肠细胞膜上存在多种转运体，这些转运体将营养物质、内源化合物及药物转运至血液循环，从而起到促进吸收的作用；或者将药物通过转运体的分泌作用外排至肠腔，降低血药浓度，从而起到解毒作用。很多口服药物联合用药时药物相互作用的靶点就在于药物的转运体，因此药物转运体对吸收起着十分重要的作用。

小肠转运体按其对药物吸收的作用可分为两类：a.介导药物吸收的转运体，包括有机阴离子转运多肽（OATP），寡肽转运体 1（PEPT1）等；b.介导药物排泄的转运体，包括 P-糖蛋白（P-gp）、多药耐药相关蛋白 2（MRP2）和乳腺癌耐药蛋白（BCRP）等。

β-内酰胺类抗生素与寡肽均为 PEPT1 的底物，临床上二肽、三肽药物与 β-内酰胺类抗生素合用时，由于竞争性与小肠上皮细胞的 PEPT1 结合，可相互抑制对方从小肠的吸收。合用头孢氨苄后头孢羟氨苄的半衰期延迟，曲线下面积和峰浓度显著下降，就是因为头孢氨苄竞争性抑制头孢羟氨苄经 PEPT1 的吸收；地高辛是 P-gp 的底物，奎尼丁、维拉帕米、硝苯地平、胺碘酮、克拉霉素、罗红霉素和伊曲康唑等均为 P-gp 的抑制剂，当地高辛与这些 P-gp 抑制剂合用时，由于地高辛的外排被 P-gp 抑制剂所抑制，可导致地高辛吸收增加，血药浓度增加50%～300%，极易导致地高辛中毒。而地高辛与 P-gp 诱导剂利福平同时口服时，由于利福平促进了 P-gp 在胃肠道的外排，因此导致地高辛血药浓度下降。但是地高辛与利福平同时静脉注射时，则不影响地高辛的血药浓度，这说明地高辛与利福平在胃肠道与 P-gp 发生相互作用，从而导致地高辛血药浓度降低而达不到疗效。临床上地高辛用药时容易出现中毒，因此若发现地高辛与 P-gp 抑制剂合并用药的处方，一定要提高警惕，对处方进行严格审查，不得已应用时要进行血药浓度监测，以防地高辛过量中毒。

④食物对药物吸收的影响：药物与某些食物同服时有时会明显影响其生物利用度及药代动力学参数。如蛋白酶抑制剂沙奎那韦会在食物存在的情况下生物利用度明显升高，其原因是进食后胃液 pH 升高引起药物溶解性增加所致；健康人在进食时同用环孢素，可使环孢素的生物利用度提高一倍；而异烟肼、利福平则在空腹时药物吸收最好，异烟肼与食物同服时其曲线下面积比空腹时服用降低了57%。

⑤对小肠吸收功能的影响：新霉素、环磷酰胺、对氨基水杨酸等药物可损害肠黏膜的吸收功能，导致合用药物吸收不良。如新霉素与地高辛合用，可使地高辛的血药浓度降低；环磷酰胺与醋地高辛合用，可使后者的吸收减少，血药浓度下降；对氨基水杨酸合用利福平，可使利福平的血药浓度下降50%。

⑥其他：抗胆碱药阿托品抑制腺体分泌，导致口干时再合用硝酸甘油，可因前者引起口干的不良反应使硝酸甘油舌下含片的溶解减慢，影响其吸收，从而使疗效下降；长期口服抗生素可增加口服抗凝血药的抗凝血活性，原因是抗生素抑制了肠道细菌，从而减少了维生素 K 的合成所致。

2.药物在胃肠道外的相互作用

药物在胃肠道外的相互作用影响药物的吸收主要见于注射部位的药物相互作用。局部麻醉药溶液中如加入缩血管药肾上腺素,后者收缩给药部位的血管,减少或减缓局麻药自给药部位的吸收,从而可较长时间维持局麻药的麻醉效果,还可防止局麻药的吸收中毒。但如果将肾上腺素换成去甲肾上腺素则为临床禁忌。

(二)影响分布的药物相互作用

1.竞争血浆蛋白结合位点

药物进入血液循环后,大部分药物或其代谢产物可不同程度地与血浆蛋白发生可逆性结合。同时应用两种或多种药物时,这些药物有可能在蛋白结合部位发生竞争。结合力强的药物将结合力弱的药物置换为游离型,理论上使其药理活性相应增强,即在剂量不变的情况下,由于血浆蛋白结合的置换作用,使药物的作用或毒性增强。

然而近年的研究表明,大多数蛋白结合置换性相互作用并不产生有明显临床意义的后果。因为置换作用虽然使被置换药物游离型增多,但是可被肾小球滤过和代谢的游离型药物也增多,因此使这些从血浆蛋白上被置换下来的药物很快离开血浆,血中游离型药物的浓度一般只有瞬间升高,便又重新恢复到原有的平衡。此外,蛋白结合的置换作用仅对蛋白结合率高(如超过90%)的药物有临床意义,而对蛋白结合率低的药物不产生因置换作用所致的药物中毒。如蛋白结合率为97%的华法林,其游离型药物仅有3%,此时如果用一种蛋白结合率高达99.8%的药物与其竞争蛋白结合位点,若仅置换出3%,则华法林的抗凝效果即增倍。而对于蛋白结合率仅有30%左右的药物,其游离型达70%,此时如果某药将其置换出3%,其效果比起原有的游离型药物的药理效果是微乎其微的,故不会导致有临床意义的相互作用后果。

药物在蛋白结合部位的置换反应能否导致明显的临床后果,取决于目标药的药理学特性。一般认为有下列特点的药物,血浆蛋白结合的竞争性抑制可能导致有意义的临床后果:①血浆蛋白结合率极高的药物(如蛋白结合率超过90%);②治疗指数低的药物。因为这类药物的治疗浓度和中毒浓度非常接近,略有药物从蛋白结合部位被置换出,则可能发生中毒。除此之外,当疾病导致患者低血浆蛋白血症时,由于联合用药导致的蛋白置换作用,使原来游离型药物浓度高的状态进一步加重,易导致药物中毒。

2.竞争组织蛋白结合位点,改变组织分布量

与药物在血浆蛋白上的置换作用一样,药物相互作用也可发生于组织蛋白结合位点上,置换下来的游离药物可返回到血液中,使血药浓度升高。应该指出,药物的组织置换较血浆蛋白置换要少,仅有少数药物可产生组织蛋白置换作用。如奎尼丁能将地高辛从心肌组织的结合位点上置换下来,使地高辛的血药浓度从1.1ng/mL升高至2.0ng/mL,半衰期从46~49小时延长至72~76小时,引起地高辛中毒。此外,某些作用于心血管系统的药物可通过改变组织血流量而影响与其合用药物的组织分布。如去甲肾上腺素减少肝血流量,使利多卡因在主要代谢部位肝的分布量减少,可明显减慢利多卡因的代谢,使其血药浓度增高,疗效增加;而异丙肾上腺素则增加肝血流量,增加利多卡因在肝的分布及

代谢,降低利多卡因血浓度,使其疗效降低。

3.竞争药物转运体,改变药物的组织分布

在机体的许多器官中都存在着外排型药物转运体 P-gp,如小肠上皮细胞、胆管上皮细胞、肾小管近端内皮细胞、血脑屏障、血睾屏障、胎盘屏障等。P-gp 为药物外排泵,可将肝的 P-gp 底物转运到胆汁中,也可将 P-gp 底物从血脑屏障或胎盘屏障排出,并可限制其进入血脑屏障或胎盘屏障。如果临床上同时给予 P-gp 底物的药物,则在 P-gp 结合位点上将发生药物相互作用,影响药物的外排而使药物在组织的分布发生变化。如止泻药咯哌丁胺作用于胃肠道的阿片受体起到止泻作用,虽是 P-gp 的底物,但单用时由于血脑屏障 P-gp 的外排作用,脑内药物浓度很低,不产生呼吸抑制。但与 P-gp 抑制剂奎尼丁合用时,由于奎尼丁抑制了中枢 P-gp 外排咯哌丁胺的作用,导致洛哌丁胺的脑内浓度明显增加。洛哌丁胺作用于中枢的阿片受体后可导致严重呼吸抑制等神经毒性。

(三)影响代谢的药物相互作用

通过影响药物代谢而产生的药物相互作用约占药代动力学相互作用的 40%,是最具临床意义的一类相互作用。这类相互作用主要涉及 Ⅰ 相药物代谢酶细胞色素 P450(CYP450 酶)。此外,Ⅱ 相代谢酶 UGT 介导的药物相互作用也不容忽视。在人类肝中与药物代谢密切相关的 CYP450 酶主要是 CYPIA2、CYP2A6、CYP2C9、CYP2C19、CYP2D6、CYP2E1 和 CYP3A4,它们占肝中 CYP 总含量的 75% 以上。CYP450 酶催化底物有一定的特异性,但并不十分严格,不同的 CYP450 酶能催化同一底物,而同一底物可被不同的 CYP450 酶所代谢。了解每一个 CYP450 酶所催化的药物,对于在临床上合理用药以及阐明在药物代谢环节上发生的药物相互作用有重要的意义。药物通过对 CYP450 酶的影响产生的药物相互作用可分为酶抑制作用的药物相互作用和酶诱导作用的药物相互作用。此外,目前临床上常见的转运体和代谢酶同时介导的药物相互作用必须被强调。

1.Ⅰ 相药物代谢酶

(1)酶诱导作用的药物相互作用:在多数情况下,酶的诱导没有明显的临床意义,但对于一些治疗指数低的药物可产生影响,甚至可导致不良反应的发生。例如,苯巴比妥可诱导 CYP2C9,使该酶的底物 S-华法林的代谢速率加快,导致华法林抗凝作用减弱,因此苯巴比妥与华法林联合用药时需增加华法林的剂量以补偿这种效应。但是此时如果患者停用苯巴比妥,CYP2C9 的活性迅速恢复到诱导前的"低"水平,结果可使血浆中华法林浓度显著上升而发生危险。因此在这种情况下,华法林剂量必须相应降低,否则可引起致命性大出血。但是通过增加剂量来补偿酶诱导造成的药物疗效降低对于药物代谢产物可导致严重不良反应时就不适合。如抗麻风药氨苯砜与利福平合用的情况下,氨苯砜受 CYP3A4、CYP2C9 和 CYP2E1 的催化可形成羟胺类活性代谢产物,此代谢产物可被红细胞摄取,将血红蛋白氧化成高铁血红蛋白。另一抗麻风药利福平是 CYP 酶的广谱诱导剂,可使氨苯砜的羟胺类活性代谢物生成量增加四倍,若此时再增加氨苯砜剂量,将导致高铁血红蛋白血症的发生率显著增加。

（2）酶抑制作用的药物相互作用

①竞争性抑制介导的药物相互作用：同一种酶的两种底物药物竞争酶的相同活性部位，提高底物的浓度可抑制酶活性中心的竞争，此时出现的相互抑制作用为竞争性抑制。其特点是虽然存在抑制剂却仍可保持酶解反应的速度，是最为常见的酶抑制作用方式。竞争性抑制可分为替代底物抑制和结合位点（非底物）抑制。当抑制剂为同一个替代底物时，K_m 等于 K_i（K_m 和 K_i 分别为酶与底物、酶与抑制剂的解离常数，其意义分别为当酶促反应达到最大反应速度一半时的底物浓度和抑制剂浓度）。在竞争性抑制中，抑制剂的 K_i 必须数倍于 K_m 时，体内药物相互作用才可能发生。动力学特点为：当有足量的抑制剂存在时，K_m 增大，V_m 不变，因此 K_m/V_m 也增大，表观 K_m 随抑制剂浓度的增加而增大。抑制程度与抑制剂浓度成正比，与底物浓度成反比。如同为 CYP2D6 底物的丙咪嗪和地昔帕明，在与氟西汀合用时，前两种药物的浓度均升高几倍。

②非竞争性抑制介导的药物相互作用：底物和抑制剂与酶的结合互不相关，既不排斥，也不促进，其特点是底物浓度的提高对酶的抑制没有影响，此时出现的相互抑制作用为非竞争性抑制。底物可与游离酶结合，也可和抑制剂-酶复合体结合。同样抑制剂可和游离酶结合，也可和酶-底物复合体结合，但抑制剂-酶-底物复合体不能释放产物。其动力学特点为：当有抑制剂存在时，K_m 不变而 V_m 减小，K_m/V_m 增大。表观 V_m 随抑制剂浓度的加大而减小。抑制程度只与抑制剂浓度成正比，而与底物浓度无关。例如，地拉韦啶对 S-美芬妥英的 4'-羟化（CYP2C19）的抑制作用为非竞争性抑制作用。

③反竞争性抑制介导的药物相互作用：抑制剂不与游离酶结合，而和酶-底物中间复合体结合，但酶-抑制剂-底物复合体不能释出产物，此为反竞争性抑制。其动力学特点为：当抑制剂存在时，K_m 和 V_m 都减小，因此 K_m/V_m 不变。有抑制剂存在时，表观 K_m 和表观 V_m 都随抑制剂浓度的增加而减小。抑制程度既与抑制剂浓度成正比，也和底物浓度成正比。例如，美洛昔康对奎尼丁 3-羟化（CYP3A4）的抑制作用为反竞争性抑制作用。临床研究表明，反竞争性抑制并不多见，因为体内出现酶与底物饱和的现象并不常见。另外，当底物的浓度远低于反应的 K_m 值时反竞争性抑制不具有明显的临床意义。

除了 CYP 酶外，其他一相药物代谢酶所介导的药物相互作用也具有重要的临床意义。别嘌醇是黄嘌呤氧化酶抑制剂，可影响巯嘌呤和硫唑嘌呤经黄嘌呤氧化酶的代谢。合用别嘌醇后，巯嘌呤的代谢减少，骨髓抑制的毒性可能增加。若临床合用别嘌醇不可避免，巯嘌呤的剂量应减少 25%。

2.二相代谢酶

尿苷-5'-二磷酸葡醛酰转移酶（UGT）介导的药物相互作用近年来报道也较多。UGT 诱导剂包括利福平、苯妥英钠、苯巴比妥、卡马西平和口服避孕药等；UGT 抑制剂包括丙磺舒、丙戊酸钠、氟康唑、雷尼替丁和双氯芬酸等。如利福平对拉莫三嗪葡糖醛酸化有诱导作用；丙磺舒对乙酰氨基酚葡醛酸化有抑制作用。对 UGT 同工酶的研究已密切结合临床。目前已发现选择性胆固醇吸收抑制剂依折麦布是 UGT1A3 和 UGT1A1 的底物，吗啡是 UGT2B7 的底物，伊立替康活性代谢物 SN-38（7-乙基-10-羟喜树碱）是 UGT1A1 的底物。这些 UGT 同工酶介导的药物相互作用必须引起临床的重视。

3.转运体和代谢酶同时介导的药物相互作用

目前认为,药物转运体仅担负着转运药物的作用,其本身并不能使药物的结构发生改变,因此没有代谢药物的功能。一般认为,药物转运体影响药物代谢主要表现在具有二重性性质的药物上,即该药物既是某转运体的底物(或抑制剂)同时又是细胞色素 P450 酶系中某 CYP 亚型的底物(或抑制剂),这样的具有二重性性质的药物在临床上发生的药物相互作用严重威胁着患者的健康甚至生命,因此必须被高度重视。

抗高血脂药西立伐他汀与另一抗高血脂药吉非贝齐联合口服后,可导致西立伐他汀的血药浓度明显升高,曲线下面积可增加 4.4 倍,峰浓度升高 2.5 倍,血浆半衰期延长 2.4 倍。西立伐他汀和吉非贝齐均为肝细胞血管侧膜上 OATP 的底物,经 OATP 摄取入肝细胞。西立伐他汀与吉非贝齐合用后,由于吉非贝齐竞争了 OATP 对西立伐他汀的肝摄取,使西立伐他汀的肝清除率下降而过多地进入血中,使其血药浓度升高。此外,吉非贝齐又是肝细胞内代谢西立伐他汀的 CYP2C8 和 CYP3A4 的抑制剂(主要抑制 CYP2C8)。当西立伐他汀与吉非贝齐合用后,吉非贝齐抑制了西立伐他汀的肝代谢,进一步使西立伐他汀的血药浓度升高。这种在转运体和代谢酶水平上发生药物相互作用所产生的后果,至少导致西立伐他汀的血药浓度二次升高,对患者来说可谓是"雪上加霜"。这可能是西立伐他汀与吉非贝齐合用后产生严重不良药物相互作用,从而导致患者死亡的作用机制。除了西立伐他汀与吉非贝齐合用导致前者血药浓度明显升高外,西立伐他汀与环孢素联合口服后,也可使西立伐他汀血药浓度显著上升,其程度和原理与西立伐他汀和吉非贝齐合用时相似。正因为西立伐他汀与吉非贝齐合用后由于转运体和代谢酶同时介导的药物相互作用导致多人死亡,西立伐他汀被撤出市场。

临床上转运体和代谢酶同时介导的药物相互作用发生频率较高,特别是水果(如葡萄柚等)、饮料(如葡萄柚汁、橘子汁等)以及一些中药与某些转运体和代谢酶的共同底物西药同时或序贯服用时有发生转运体和代谢酶同时介导药物相互作用的可能,因此在联合用药时必须提高警惕。

(四)影响排泄的药物相互作用

药物的主要排泄途径有肾排泄、胆汁排泄等。在药物排泄的各个环节均可能发生药物相互作用。但是对于那些从肾、胆汁排泄是主要消除途径的药物来说,药物相互作用对临床治疗的影响更大,因此更应提高警惕。

1.肾排泄药物介导的药物相互作用

(1)干扰肾小管分泌:很多药物(包括代谢物)通过肾小管主动转运系统分泌后由尿排出体外。联合用药时,如果两种或多种药物同时经肾小管的相同主动转运系统分泌,则会由于竞争性抑制作用减少某些药物的排泄。例如,肾小管有许多转运体,介导某些药物的转运,在这些转运体中,有机阴离子转运体(OAT)和有机阳离子转运体(OCT)对肾排泄药物起了重要的作用。OAT 的主要功能是在肾主动分泌弱酸性药物,如甲氨蝶呤、西多福韦、阿德福韦、阿昔洛韦、更昔洛韦、丙磺舒、氨苯砜、β-内酰胺类和非甾体抗炎药等。

OCT 主动分泌弱碱性药物如齐多夫定、拉米夫定、沙奎那韦、茚地那韦、利托那韦、奈非那韦、普鲁卡因、普鲁卡因胺、氯苯那敏等。如果经同一转运体的药物联合应用，则可能发生药物相互作用而影响这些药物的肾排泄。例如，法莫替丁的肾小管主动分泌主要经 OAT3 介导，小部分经 OCT2 介导。法莫替丁与丙磺舒合用时，由于丙磺舒能竞争性抑制 OAT3 活性，导致法莫替丁的肾清除明显降低。法莫替丁给药量的 80% 以原形从尿中排泄，肾清除率下降会导致药物在血中蓄积，严重时可导致药物中毒。此外，丙磺舒还能竞争性地抑制青霉素、阿司匹林、头孢噻吩、吲哚美辛、对氨基水杨酸等药物自肾小管分泌，减少了这些药物的尿中排泄，因此可使这些药物血中浓度升高。利尿药呋塞米可抑制尿酸在肾小管的分泌，使其在体内蓄积，诱发痛风。临床上非甾体抗炎药可增加甲氨蝶呤的毒性，与非甾体抗炎药抑制甲氨蝶呤的肾小管分泌有关。如果临床需要合用非甾体抗炎药和甲氨蝶呤，则甲氨蝶呤的剂量应减半。此外，还应密切观察骨髓毒性反应。

奎尼丁与地高辛同时给药时，地高辛的血药浓度明显升高。以前认为奎尼丁抑制了地高辛的蛋白结合和代谢，从而使地高辛的血药浓度增加。最近的临床研究表明，奎尼丁抑制了肾近端小管上皮细胞的转运体 MDR1(P-gp)，使地高辛经 MDR1 的分泌受到抑制，重吸收增加，因此导致地高辛的血药浓度明显升高。

(2)影响肾小管重吸收：尿液 pH 通过影响非解离型脂溶性药物的比例，影响肾小管中药物的重吸收。在碱性尿液中，弱酸药大部分以解离型存在，重吸收减少，随尿液排出增多。碱化尿液可增加这些药物的肾清除。相反，弱碱药在酸性尿液中解离度大，重吸收减少，尿中排泄增多。苯巴比妥是弱酸性药物，尿液的 pH 对苯巴比妥的排泄影响较大。用碳酸氢钠碱化尿液，使苯巴比妥的解离增多，肾小管的重吸收减少，可以加速苯巴比妥从尿中的排泄。在临床上改变尿液 pH 是解救药物中毒的有效措施。如苯巴比妥、水杨酸等弱酸性药物中毒时，用药物碱化尿液可使中毒药物的重吸收减少，排泄增加而解毒。

2.胆汁排泄药物介导的药物相互作用

很多药物经肝代谢，在胆管经药物转运体的主动转运由胆汁排泄。如果联合用药的几种药物经相同转运体转运，则可由于药物的相互作用影响药物的胆汁排泄。目前已知在人的胆管存在很多转运体，如摄取型转运体 OAT 和 OCT，此外还有外排型转运体 MDR1、MRP2、BSEP、BCRP 等。

SN-38 是抗癌药伊立替康的活性代谢产物。SN-38 经肝 UGT 灭活生成 SN-38 葡醛酸苷(SN-38G)。伊立替康、SN-38 和 SN-38G 经胆汁分泌进入肠道。SN-38 直接作用于肠道上皮细胞产生损害作用是引起伊立替康肠毒性的主要原因。MRP2 是参与 SN-38 和 SN-38G 胆汁排泄的主要转运体，因此伊立替康合用 MRP2 的其他阻断剂可以减少 SN-38 的胆汁排泄，从而降低肠毒性。此外，MRP2 还对加替沙星及其葡醛酸苷、头孢地秦、对乙酰氨基酚葡醛酸苷的胆汁排泄发挥了重要作用。

磺溴酞钠(BSP)、吲哚菁绿为迅速从胆汁排泄的肝功能检查药。这两个药物的胆汁排泄可被同样经胆汁排泄的丙磺舒和利福平所抑制。

二、药效学方面的药物相互作用

药效学方面的相互作用主要是指两药合用时,一种药物改变了另一种药物的生理作用或药理效应,使之作用增强或减弱,但对血药浓度的影响不明显。按其对药物作用的影响结果可分为协同作用和拮抗作用。

(一)协同作用

如果两种具有相似药理作用的药物联合用药,可出现协同作用。两个药物可作用于同一部位或受体,使药效增强,如抗胆碱药阿托品与具有抗胆碱作用的氯丙嗪合用,不良反应明显增加。

两种药物也可分别作用于不同部位或受体而产生协同作用,如镇静催眠药与抗精神病药合用,中枢抑制作用可相互加强;氨基糖苷类抗生素与骨骼肌松弛药合用,可延长或增强肌肉松弛效果,引起肌肉麻痹及呼吸暂停;又如肾上腺嗜铬细胞瘤释放的肾上腺素兴奋 α 受体及 β 受体,合用 α、β 受体阻断药,其降压效果明显优于单用 α 受体阻断药或 β 受体阻断药。

(二)拮抗作用

作用于同一受体的拮抗药与激动药合用,可产生竞争性拮抗作用。如甲苯磺丁脲可促进胰岛 β 细胞释放胰岛素,此种作用可被结构相似的噻嗪类利尿药拮抗;又如氯丙嗪具有 α 受体阻断作用,可将肾上腺素的升压作用翻转为降压作用,两药合用可导致严重的直立性低血压。临床上也常利用拮抗作用来纠正另一些药物的有害作用,如用阿片受体拮抗剂纳洛酮可抢救吗啡过量中毒。

作用于不同部位或受体,但效应相反的药物合用时,可出现功能性拮抗作用。如多巴胺能神经与胆碱能神经存在着生理拮抗作用,长期大剂量使用多巴胺受体阻断药氯丙嗪治疗精神分裂症时,可导致胆碱能神经功能亢进,引起锥体外系不良反应,此时,可用中枢抗胆碱药苯海索减轻锥体外系反应。

三、体外药物相互作用

体外药物相互作用是指在体外合用的药物发生直接的物理或化学反应,导致药物作用改变,通常称为"配伍禁忌"。此作用多发生于配制液体制剂时,药物与药物、药物与溶液中的物质(溶媒或辅料)、药物与容器本身产生物理性、化学性反应,可伴有溶液外观的改变,如出现浑浊、沉淀、变色、产气等。其中多数变化可使药物作用降低、失效甚至产生有毒物质。

在输液剂中加入药物是临床常用的给药方法,但应注意:血液、血浆、氨基酸等特殊性质的输液剂,不可加入其他药物。葡萄糖溶液中不能加入氨茶碱、维生素 B_{12}、氢化可的松、可溶性磺胺类药物、可溶性巴比妥类、青霉素等。0.9%氯化钠注射液中不能加入两性霉素 B、红霉素。林格注射液中不能加入促皮质素、两性霉素 B、间羟胺、去甲肾上腺素、四环素类抗生素等。

多数药物的稳定性、溶解度与药物溶液的 pH 密切相关。若药物配伍后溶液 pH 值发生改变,则可使药物被破坏、失效或发生沉淀反应,影响药效的发挥。如维生素 C 注射液的 pH 以 5～6 最适宜,pH＞6 时易氧化,效价降低,故维生素 C 注射液不宜与碱性的氨茶碱、谷氨酸钠等注射液配伍;又如 20％磺胺嘧啶钠注射液 pH 为 9.5～11.0,若与 10％葡萄糖注射液(pH 为 3.2～5.5)混合后,溶液 pH＜9.0,磺胺嘧啶易析出结晶,有可能造成栓塞,损害肾功能。

有些药物的溶解度与药物的溶媒密切相关,溶解度小的药物需增加溶剂,当这些药物的注射剂加到输液中时,可因增溶剂浓度被稀释而析出结晶,如氢化可的松注射剂是稀乙醇溶液,当与其他水溶液注射剂混合时,由于乙醇浓度稀释,溶解度下降而发生沉淀。

有些药物可与容器发生反应而使药效降低,如乙酰半胱氨酸必须用玻璃容器盛放,如遇金属、橡皮、氧气、氧化剂则可发生反应,使疗效降低。

为了避免发生注射剂的体外相互作用,操作时应注意:①混合注射或混合输液的药物种类应尽量减少;②不清楚配伍变化时,不应贸然相互混合;③药物混合后放置时间愈长,发生配伍禁忌的可能性愈大;④在配伍后的输液过程中,应加强观察。

四、药物相互作用引起的严重不良反应

临床上期望通过药物相互作用使疗效提高或(和)毒性降低,但是大量的临床事例证明,有些药物合用后却出现了疗效降低或药物毒性加大的不良后果。药物相互作用引起的不良反应可以发生在许多方面,以下主要列举临床常见的因药物相互作用引起的严重不良反应。

(一)呼吸肌麻痹

①氨基糖苷类抗生素不宜与全身麻醉药(氟烷、甲氧氟烷、硫喷妥钠等)、琥珀胆碱、多黏菌素、普鲁卡因胺或硫酸镁合用,因前者有神经肌肉接头传递阻滞作用,可引起呼吸肌麻痹。②新斯的明抑制胆碱酯酶,加强和延长琥珀胆碱的作用;环磷酰胺能抑制假性胆碱酯酶活性使琥珀胆碱不易被灭活;利多卡因可加强琥珀胆碱的骨骼肌松弛作用,合用时易致呼吸肌麻痹。

(二)心脏意外(心脏骤停或心律失常)

①正在使用 β 受体阻断药的患者,静脉注射维拉帕米易引起心动过缓、低血压、房室传导阻滞、心力衰竭,甚至心脏停搏。②保钾利尿药与血管紧张素转化酶抑制剂联合应用,可导致高钾血症,严重者可导致心脏骤停。③异氟醚与去甲肾上腺素、肾上腺素、异丙肾上腺素合用,会出现严重室性心律失常。④强心苷不宜与钙盐合用,因血钙升高可使心脏对强心苷的敏感性增加,易导致心律失常,甚至引起死亡。⑤强心苷不宜与排钾利尿药或糖皮质激素类药物合用,因后两者均可促进钾的排出,使血钾降低,而低血钾是诱发强心苷中毒、导致心律失常的重要因素之一。

（三）高血压危象

①应用三环类抗抑郁药后，不宜使用去甲肾上腺素或肾上腺素等血管收缩药。②三环类抗抑郁药能抑制肾上腺素能神经末梢膜上的胺泵，妨碍胍乙啶等抗高血压药被摄入末梢内，使之不能发挥降压作用，合用时血压可迅速升高。

（四）严重的低血压反应

①因普萘洛尔可阻断肾上腺素β受体，氯丙嗪及哌唑嗪则阻断肾上腺素α受体，故普萘洛尔不宜与氯丙嗪或哌唑嗪合用，否则可致低血压。②哌唑嗪初次用药不宜与利尿药合用，否则易致首剂现象。③氯丙嗪不宜与利尿药（呋塞米、氢氯噻嗪、依他尼酸等）合用，因利尿药可明显增强氯丙嗪的降压作用，引起严重的低血压。

（五）出血

①香豆素类药物（双香豆素、华法林、硝苄丙酮香豆素等）与某些药物联用后可增强药效，引起出血。②阿司匹林、双嘧达莫均能抑制血小板聚集，与肝素合用可使抗凝作用增强，引起出血。

（六）低血糖反应

①普萘洛尔不宜与降血糖药合用，二者合用不仅可加重降血糖药引起的低血糖反应，还可掩盖急性低血糖先兆征象。②甲苯磺丁脲不宜与长效磺胺类、水杨酸类、保泰松、呋塞米等合用，因这些药物与血浆蛋白结合率高，可将结合型甲苯磺丁脲置换下来，升高血中游离型甲苯磺丁脲浓度，降糖作用增强，从而引起低血糖反应。③氯霉素等药酶抑制剂能抑制甲苯磺丁脲的代谢，使后者血浓度提高，降糖作用增强。

（七）严重骨髓抑制

①水杨酸类、呋塞米、磺胺类等药物可将甲氨蝶呤自血浆蛋白结合部位置换出来，使游离型甲氨蝶呤浓度升高，对骨髓的抑制作用明显增强。②别嘌呤醇抑制黄嘌呤氧化酶，与硫唑嘌呤、巯嘌呤合用可使后两药代谢减慢，血药浓度升高，对骨髓抑制作用加强。如需合用，应减少硫唑嘌呤、巯嘌呤的用量。此外，别嘌呤醇也能加强环磷酰胺对骨髓的抑制作用。

（八）听力损害

①呋塞米、依他尼酸不宜与氨基糖苷类抗生素合用，因上述药物均有对听力神经损害，合用后明显增加耳聋的发生率，尤其在尿毒症患者更容易发生。②氨基糖苷类抗生素不宜与抗组胺药（尤其是苯海拉明、茶苯海明）合用，因抗组胺药可掩盖氨基糖苷类抗生素的听神经毒性症状，不易及时发觉。

第二章　神经系统临床用药

第一节　中枢兴奋药

中枢兴奋药是指能够选择性兴奋中枢神经系统,提高中枢神经系统功能活动的药物,其作用强弱与药物剂量及中枢神经功能状态有关。中枢兴奋药对中枢神经不同部位虽具有选择性,但随剂量增加,其作用强度和范围也随之扩大,可引起中枢神经系统广泛兴奋,甚至引起惊厥。

一、咖啡因

(一)作用用途

本品小剂量兴奋大脑皮层,振奋精神,解除疲劳,大剂量则兴奋延脑呼吸中枢及血管运动中枢,能收缩脑血管,可缓解偏头痛症状,并有较弱的兴奋心肌和利尿作用。临床用于对抗麻醉药、镇静催眠药引起的中毒,各种疾病所致的呼吸、循环衰竭,治疗头痛较佳,与麦角胺伍用,可治疗偏头痛。

(二)用量用法

口服:每次 0.1～0.3g,每日 3 次;极量,每次 0.4g,每日 1.5g。

(三)注意事项

①胃溃疡患者禁用。②妊娠妇女慎用。③大剂量可导致激动、不安、失眠、心悸、头痛,甚至引起惊厥。④可见胃部不适、恶心、呕吐等,⑤能使血糖微升。

(四)剂型规格

片剂:每片 0.1g。

二、安钠咖

(一)作用用途

本品具有兴奋呼吸中枢及血管运动中枢作用,还具松弛胆道和支气管平滑肌作用、利尿作用,并能刺激胃液分泌,使胃酸增多、兴奋横纹肌。主要用于对抗严重急性传染病和中枢抑制药中毒所致的呼吸抑制和循环衰竭。

(二)用量用法

成人皮下注射或肌内注射:每次 0.25～0.5g,而后据病情于 2～4 小时后重复给药。一次极量 0.75g,每日极量 3g。

小儿皮下或肌内注射:每次 6～12mg/kg 体重。

(三)注意事项

①过量可引起失眠、激动不安、反射亢进、心动过速、肌肉抽搐等,对高热幼儿应注意。②可产生胃肠刺激症状。

(四)剂型规格

注射剂:每支 0.25g(1mL);0.5g(2mL)。

三、尼可刹米

(一)作用用途

本品能直接产生兴奋延脑呼吸中枢,并通过颈动脉窦和主动脉体化学感受器反射性地兴奋呼吸中枢,当呼吸处于抑制状态时,作用较明显,可使呼吸加深加快,提高呼吸中枢对二氧化碳的敏感性。对大脑皮层、血管运动中枢和脊髓也有较弱的兴奋作用。临床主要用于各种原因所致的呼吸抑制,尤其对肺心病引起的呼吸衰竭及吗啡所致的呼吸抑制效果较好。

(二)用量用法

成人皮下注射、静脉注射或肌内注射:每次 0.25～0.5g。极量,一次 1.25g。

儿童 6 个月以下,每次 75mg,1 岁,每次 125mg,4～7 岁,每次 175mg。

(三)注意事项

①小儿高热时不宜使用。②大剂量可出现高血压、心悸、心律失常、肌震颤等。

(四)剂型规格

注射剂:每支 0.375g(1.5mL);0.5g(2mL)。

四、洛贝林

(一)作用用途

本品有烟碱样作用,对植物神经节先兴奋后麻痹。其特点是刺激颈动脉窦和主动脉体化学感受器,反射性兴奋呼吸中枢,使呼吸加深加快,但作用时间短暂。临床用于新生儿窒息、乙醚、三氯甲烷、一氧化碳、阿片中毒及白喉等传染病所引起的呼吸衰竭。

(二)用量用法

成人①静脉注射:每次 3mg。极量,每次 6mg,每日 20mg。②皮下注射或肌内注射:

每次 3～10mg;极量,每次 20mg,每日 50mg。

儿童静脉注射:每次 0.3～3mg,必要时每隔 30 分钟可重复给药;新生儿窒息可注射入脐静脉。皮下注射或肌内注射:每次 1～3mg。

(三)注意事项

①可有恶心、呕吐、呛咳、头痛、心悸等。②剂量过大,可产生呼吸麻痹和惊厥等中毒现象。

(四)剂型规格

注射剂:每支 3mg(1mL);10mg(1mL);20mg(1mL)。

五、醋谷胺

(一)作用用途

本品为谷氨酰胺的乙酰化合物,有改善神经细胞代谢,维持神经应激能力及降低血氨的作用,并能通过血脑屏障。用于脑外伤昏迷、肝性昏迷、偏瘫、高位截瘫、小儿麻痹后遗症、神经性头痛、腰痛等。亦可用于神经外科手术引起的昏迷及智力减退等。

(二)用量用法

肌内注射或静脉滴注:1 日 100～600mg,静脉滴注时用 5％或 10％葡萄糖注射液 250mL 稀释后缓慢滴注。小儿剂量酌减。对神经性头痛、腰痛,可用穴位注射。

(三)注意事项

应注意可能引起血压下降。

(四)剂型规格

注射剂:每支 100mg(2mL)。

六、戊四氮

(一)作用用途

本品能直接兴奋呼吸及血管运动中枢。适用于急性传染病、麻醉药及巴比妥类药中毒时引起的呼吸循环衰竭。但安全范围小,一般不用。

(二)用量用法

成人①口服:每次 0.1～0.3g;极量为每日 0.5g。②肌内注射:每次 0.05～0.1g,每 2 小时 1 次;极量为每日 0.3g。③皮下注射:同肌内注射。④静脉注射:应缓慢注射,每 1～2 分钟注入 0.1g,每 2 小时 1 次,极量为每日 0.3g。

(三)注意事项

①急性心内膜炎及主动脉瘤患者禁用。②小儿慎用。③大剂量可致惊厥。④不宜用

于吗啡、普鲁卡因中毒解救。

（四）剂型规格

注射剂：每支 0.1g(1mL)。

七、士的宁

（一）作用用途

对脊髓有选择性兴奋作用，可提高骨骼肌的紧张度。对大脑皮层亦有一定兴奋作用，使呼吸加深加快，血压上升。另外对大脑皮质中的视觉、嗅觉及听觉分析器均有一定兴奋作用。用于巴比妥类药物中毒，疗效不及贝美格且不安全。用于偏瘫、瘫痪及因注射链霉素引起的骨骼肌松弛、弱视症等。本品因安全范围小，现已少用。

（二）用量用法

①皮下注射：每次 1～3mg。②口服：每次 1～3mg，每日 3 次；对抗链霉素引起的骨骼肌松弛，每次 1mg，每日 1 次。极量：皮下注射 1 次 5mg。

（三）注意事项

①高血压、动脉硬化、肝、肾功能不全、癫痫、破伤风、突眼性甲状腺肿患者忌用。②吗啡中毒，因脊髓处于兴奋状态，慎用本品解救。③过量易产生惊厥。④本品排泄缓慢，有蓄积作用，使用时间不宜太长。如出现惊厥，可立即静脉注射戊巴比妥钠 0.3～0.4g 以对抗或用较大量的水合氯醛灌肠。如呼吸麻痹，需人工呼吸。口服本品中毒时，待惊厥控制后，以 0.1％高锰酸钾液洗胃。

（四）剂型规格

①注射剂：每支 1mg(1mL)；2mg(1mL)。②片剂：每片 1mg。

八、贝美格

（一）作用用途

本品主要兴奋脑干，兴奋呼吸中枢的作用明显、迅速，维持时间短。适用于巴比妥类、水合氯醛等中枢抑制剂的中毒，也可用于减少硫喷妥钠麻醉的深度，以及其他静脉全麻药的催醒剂。

（二）用量用法

静脉注射或静脉滴注：每次 50mg，以 5％葡萄糖注射液稀释后在 3～5 分钟内静脉滴注或每 3～5 分钟静脉注射 50mg，直至病情改善或出现中毒症状为止。

（三）注意事项

剂量过大或滴速过快可引起呕吐、腱反射增强及肌肉抽搐和惊厥等，中毒症状表现出情绪不安、精神错乱、幻视等。

(四)剂型规格

注射剂:每支 50mg(10mL)。

九、多沙普仑

(一)作用用途

本品为非特异性呼吸兴奋药,其作用比尼可刹米强,大剂量直接兴奋延髓呼吸中枢,并作用于颈动脉化学受体,能纠正吗啡、芬太尼、巴比妥类、地西泮和氟烷等引起的呼吸抑制。一般静脉注射后立即生效,持续 5～12 分钟。临床用于全麻药所引起的呼吸抑制或暂停以及中枢抑制的催醒。

(二)用量用法

成人:静脉注射或静脉滴注:①术后催醒,静脉注射,每次 0.5～1mg/kg 体重,必要时可相隔 5 分钟重复 1 次,总量不得超过 2mg/kg 体重。静脉滴注需用 5％葡萄糖注射液或生理盐水注射液稀释至 1mg/mL,开始每分钟 5mg,获效后减至每分钟 1～3mg,总量最多 4mg/kg 体重。②中枢抑制催醒,1～2mg/kg 体重,必要时 5 分钟后可按需重复 1 次,维持量,每 1～2 小时 1～2mg/kg 体重,每日总量不超过 3g。

(三)注意事项

①癫痫患者禁用。②心、脑血管患者、呼吸功能不全者以及癫痫、惊厥发作者慎用。③过量会引起惊厥、反射亢进等。④静脉滴注太快有引起溶血的危险,一次量注药漏到静脉处或静脉滴注、静脉注射时间太长,能导致血栓性静脉炎或刺激局部皮肤。⑤本品能促使儿茶酚胺的释放增多,故在全麻药如氟烷、异氟烷等停用 10～20 分钟后才能使用。⑥偶见胸痛、胸闷、心搏快而不规则,血压升高等。⑦可见恶心、呕吐、头晕、头痛、腹泻、精神错乱等。

(四)剂型规格

注射剂:每支 20mg(1mL);100mg(5mL)。

十、二甲弗林

(一)作用用途

本品对呼吸中枢有直接兴奋作用。适用于各种原因引起的中枢性呼吸衰竭、由中枢抑制药所致的呼吸抑制及外伤、手术等引起的休克。

(二)用量用法

①口服:每次 8～16mg,每日 2～3 次。②肌内注射或静脉注射:每次 8mg。③静脉滴注:每次 8～16mg,以注射用氯化钠溶液或葡萄糖注射液稀释。重症患者可用至 16～32mg。

(三)注意事项

①有惊厥史者忌用或慎用,肝肾功能不全、吗啡中毒及孕妇禁用。②静脉给药速度不宜过快。③可出现恶心、呕吐和皮肤烧灼感,大剂量可致抽搐或惊厥,小儿尤应注意。

(四)剂型规格

①片剂:每片 8mg。②注射剂:每支 8mg(2mL)。

十一、甲氯芬酯

(一)作用用途

本品主要用于大脑皮层,能促进脑细胞氧化还原,增加碳水化合物的利用,调节新陈代谢,对处于抑制的中枢神经系统有兴奋作用,但起效较慢。适用于新生儿缺氧症、脑外伤昏迷、儿童反应迟钝、小儿遗尿、酒精中毒及某些中枢和周围神经症状等。

(二)用量用法

成人:①口服:每次 100～300mg,每日 3 次,至少服用 1 周。②静脉给药:每次 100～250mg,每日 1～3 次。

儿童口服:每次 100mg,每日 3 次。小儿:每次 60～100mg,每日 2 次。新生儿可注入脐静脉。

(三)注意事项

①高血压患者慎用,兴奋过度及有锥体外系症状者忌用。②偶可引起兴奋、失眠、血压变动、血管痛或倦怠。

(四)剂型规格

①片剂:每片 100mg。②注射剂:每支 100mg;250mg。

十二、利鲁唑

(一)作用用途

本品通过独立和协同作用干扰若干靶分子位点而拮抗中枢神经系统内谷氨酸能神经传递。在两项大规模临床研究中证实,可延长肌萎缩侧索硬化(ALS)患者的存活期,推迟ALS患者发生呼吸功能障碍的时间。临床用于影响肌肉力量的神经系统疾病、肌萎缩侧索硬化症。

(二)用量用法

成人和老人口服:每次 50mg,每日 2 次。

(三)注意事项

①对本品重度过敏者、转氨酶基限超过正常值上限 3 倍的肝病患者和孕妇、哺乳期妇女禁用。②肝功异常者和转氨酶、胆红素升高者慎用。③常见不良反应为乏力、恶心、肝

功试验值升高等。④本品对儿童的有效性及安全性尚未明确。

(四)剂型规格

片剂：每片 50mg。

十三、一叶萩碱

(一)作用用途

本品为中枢神经兴奋药,能兴奋脊髓,增强反射及肌肉紧张度。体内代谢较快,无蓄积作用。主要用于小儿麻痹后遗症、面神经麻痹和外伤性截瘫等;对神经衰弱、直立性低血压、眩晕及耳聋、耳鸣等有一定疗效。对癫痫、再生障碍性贫血和末梢神经炎等其他神经疾患也有一定疗效。

(二)用量用法

1.穴位注射:①小儿麻痹后遗症,每次 0.2～0.4mg/kg 体重,每次选 3～4 穴为一组,隔日或每日 1 次,轮流注射,约 20 次为一疗程。②面神经麻痹,在患侧选定九穴分为三组轮流注射,每穴每次 0.8～1.2mg,每日 1 组,12 次为一疗程,休息 1～2 日后可继续第二疗程。③外伤性截瘫,每穴 2mg,每日 1 次。④癫痫,每穴 2～4mg,总量 6～8mg,每日 1 次,10 日为一疗程,休息 3～5 日后可继续第二疗程。

2.肌内注射:神经内科疾患,成人,每次 8～16mg,每日 1 次,14 次为一疗程。

(三)注意事项

①可出现注射部位局部肿胀,一般于停药后 2～5 日即可自愈。②过量可致惊厥。③避免注入血管内。④穴位注射可根据中医经络取穴,亦可按神经走行的解剖位置取穴。

(四)剂型规格

注射剂:每支 4mg(1mg);8mg(2mL)。

十四、胞磷胆碱

(一)作用用途

本品为核苷衍生物,可促进卵磷脂的生物合成,增强脑干网状结构,特别是与意识相密切的上行网状结构激活系统的功能。还能增强锥体系统的功能,改善运动麻痹,并能减少大脑血管阻力,增加大脑血流和氧耗量,促进大脑的物质代谢。当大脑和中枢神经系统因各种外伤产生脑组织代谢障碍和意识障碍,应用本品可改善脑组织代谢,促进大脑功能恢复,对促进苏醒有一定作用。临床主要用于急性颅脑外伤和脑手术后引起的意识障碍,也用于中枢神经系统急性损伤引起的功能和意识障碍。

(二)用量用法

①肌内注射:每日 0.2g。②静脉滴注:每日 0.2～0.3g,用 5% 或 10% 葡萄糖注射液稀释后缓慢滴注,5～10 日为一疗程。

（三）注意事项

①颅脑损伤急性期、颅内出血、孕妇、小儿慎用。②偶可引起失眠、头痛、眩晕、恶心、发热及一过性低血压。③脑内出血急性期不宜用大剂量。④遮光密闭保存。

（四）剂型规格

注射剂：每支 0.2g(2mL)；0.25g(2mL)。

十五、哌甲酯

（一）作用用途

本品为一较温和的中枢兴奋药，其作用类似苯甲胺，但拟交感作用较弱，成瘾性较小。对呼吸中枢兴奋作用较弱，对精神兴奋作用较强。能改善精神活动，缓解抑郁状态，减轻疲乏，缓解嗜睡，作用比咖啡因强。主要用于儿童轻微脑功能失调综合征（MPD），也用于发作性睡病及巴比妥类引起的昏睡、倦怠和各种忧郁症、神经官能症等。还可用于各种原因引起的顽固性呃逆以及遗传性过敏性皮炎等。

（二）用量用法

成人①口服：每次 10mg，每日 2～3 次。遗传性过敏性皮炎，从每日 10mg 开始，逐日递增 5mg，直到止痒或日剂量达 45mg 为止，共用 2 周。②肌内注射或静脉注射：每次 10mg，每日 1～3 次。顽固性呃逆，肌内注射，每次 20mg，必要时 2 小时可重复一次。

儿童口服：轻微脑功能失调综合征，6 岁以上，开始每次 5mg，每日 2 次，于早饭及午饭前服，以后据疗效调整剂量，每日总量不宜超过 60mg。

（三）注意事项

①癫痫、高血压、妊娠早期等患者慎用。②青光眼、激动性抑郁或过度兴奋者忌用，6 岁以下儿童避免使用。③长期应用可致精神依赖或成瘾。④服用单胺氧化酶抑制剂者，需停药 2 周后方可服用本品。⑤药物过量造成严重中毒者，可酌用小量的速效巴比妥类药物。同时可据情况行洗胃等措施，保持呼吸和循环功能，高热者可物理降温。⑥不良反应发生率与剂量有关，常见有食欲减退，偶见活动过多、焦虑、失眠、皮疹、心悸、恶心等。

（四）剂型规格

①片剂：每片 10mg。②注射剂：每支 20mg。

十六、氨乙异硫脲

（一）作用用途

本品有促进脑代谢、恢复脑功能的作用，并有对抗中枢抑制药的作用。主要用于外伤性昏迷、脑外伤后遗症、一氧化碳中毒、肺性脑病、巴比妥类及其他安定药物中毒及放射性损伤等。

（二）用量用法

成人静脉滴注：每日 1g，溶于 5%～10% 葡萄糖液 250～500mL 中，以每分钟 40 滴的速度滴注，一般疗程为 9～12 日。

（三）注意事项

①孕妇、产妇及冠心病患者忌用。②对虚脱或昏迷患者，开始滴注时可以每分钟 100 滴的速度滴注 5 分钟，如患者脉搏过缓、呼吸过快、面部发红及上半身发红或者腹痛，应减慢滴注速度至每分钟 40 滴左右或立即停药。③偶有皮疹、静脉炎。

（四）剂型规格

注射剂：每支 1g。

十七、匹莫林

（一）作用用途

本品作用与哌甲酯相似，其强度介于苯丙胺和哌甲酯之间。特点是作用时间长，每日服药 1 次即可维持有效血药浓度。临床主要用于儿童轻微脑功能失调综合征，也用于轻型抑郁、发作性睡病、更年期焦虑症、过度脑力劳动所致的疲劳、记忆障碍等。

（二）用量用法

口服：①用于儿童轻度脑功能失调，每日早晨服 20mg，如疗效不明显，可逐渐增量，但不宜超过 60mg，每周服药 5～6 日，停药 1 日，根据疗效再决定是否继续用药。②用于遗传过敏性皮炎，开始每日 20mg，每 2～3 日增加 20mg，至瘙痒减退或日剂量达 80mg 为止，每周用药 6 日，共用 2 周。

（三）注意事项

①肝、肾功能不良者禁用。②孕妇及哺乳期妇女慎用，6 岁以下儿童不宜用。③本品每周以限服 5 日或 6 日为宜，避免产生耐受性；下午禁用。④常见有失眠，偶见有头痛、头昏、恶心、胃痛、皮疹、烦躁不安及轻度抑郁等。⑤密闭避光保存。

（四）剂型规格

片剂：每片 20mg。

十八、细胞色素 C

（一）作用用途

本品为细胞呼吸激活剂。当组织缺氧时，细胞的通透性增高。本品能进入细胞内起到矫正细胞呼吸与促进物质代谢作用。适用于因组织缺氧所引起的一系列疾病，如一氧化碳中毒、新生儿窒息、麻醉及肺部疾病引起的呼吸困难、高山缺氧等。

（二）用量用法

成人：静脉注射或静脉滴注：每次 15～30mg，每日 30～60mg。

儿童：用量酌减。

（三）注意事项

①治疗一旦终止，如再用药时需重做皮内敏感试验，阳性反应者禁用。②用药前必须做过敏试验，以免发生变态反应。

（四）剂型规格

注射剂：每支 15mg(2mL)。

十九、氟马西尼

（一）作用用途

本品为苯二氮草类(BZ)选择性拮抗药。作用于脑中苯二氮草受体，并不产生苯二氮草类药物的药理作用。动物试验表明，该药能逆转 BZ 类及对中枢神经系统 BZ 受体具有亲和性的非 BZ 类药物(如佐匹克隆)的作用。也能部分拮抗丙戊酸钠的抗惊厥作用。本品用于逆转苯二氮草类药的中枢镇静作用。

（二）用量用法

注射用：①用于苯二氮草类诱导和维持的全麻后，静脉注射，0.2mg，15 秒注完。必要时每隔 60 秒重复注射 0.1mg，直到总剂量达 1mg。②用于苯二氮草类中毒的急救，静脉注射，0.3mg。如 60 秒内未达到要求的清醒程度，可重复注射直到患者清醒或总量达 2mg。如又出现倦睡，可每小时静脉滴注 0.1～0.4mg，滴速应分别调节，直到要求的清醒程度。

（三）注意事项

①对本品过敏者禁用。妊娠前 3 个月禁用。②手术结束时在外周肌松药的作用消失前禁用。③使用本品后最初 24 小时内避免从事危险的机械操作或驾驶车辆等工作。④在接受本品前，如患者曾长期使用 BZ 药，应避免快速注射，以防引起戒断症状，若出现意外，可缓慢静脉注射地西泮 5mg 或咪达唑仑 5mg。⑤麻醉后使用偶见潮红、恶心、呕吐。快速静脉注射后偶见焦虑、心悸、恐惧。个别患者使用后会产生一种濒死感的严重主观感受。

（四）剂型规格

注射剂：每支 0.5mg(5mL)；1mg(10mL)。

二十、莫达非尼

（一）作用用途

本品可能与脑中抑制性神经递质 CABA 的减少有关，并受 5-羟色胺和去甲肾上腺素的调控。本品能有效增进警觉性、能显著降低日间睡眠发作次数和睡眠周期,显著升高清醒维持测试评分和睡眠潜伏期测试评分。本品与其他精神兴奋剂如安非他明等相比,不影响夜间正常睡眠、无明显依赖性。临床用于治疗发作性睡病相关的日间过度嗜睡和特发性过度睡眠病。

(二)用量用法

口服:每日 200～400mg,清晨一次服用或清晨及中午分两次服用。通常每日剂量不超过 600mg。老年人或严重肝肾功能损害者,初始剂量为每日 100mg,日剂量不超过 400mg。

(三)注意事项

①下列情况禁用:缺血性心脏病、二尖瓣脱垂、心室肥大、心律不齐、有心电图异常、胸痛、孕妇、哺乳期妇女、儿童。②下列情况慎用:不稳定心绞痛、心肌梗死、高血压、肝硬化、肝肾功能不全、精神病。③慎与抗惊厥药合用。④不良反应:可见头晕、头痛、发热、咽痛、乏力、神经质、恶心、口干、腹泻。偶见血压升高、心率增快、皮疹、瘙痒等。

(四)剂型规格

片剂:每片 100mg;300mg。

二十一、艾地苯醌

(一)作用用途

本品为辅酶 Q10 的衍生物,有复活脑细胞线粒体和改善脑代谢功能作用,能缓解中风急性发作和呼吸抑制时的症状。临床用于改善脑血管疾病所引起的精神障碍和语言障碍。

(二)用量用法

成人口服:每次 30mg,每日 3 次,饭后服。剂量可随年龄和症状酌情增减。

(三)注意事项

①孕妇禁用,哺乳期妇女慎用。②有轻度胃肠道反应、倦怠、皮疹等。③偶见多动,痉挛发作,红细胞和白细胞减少,以及 AST、ALT、ALP、BUN、总胆固醇、三酰甘油升高等。

(四)剂型规格

片剂:每片 30mg。

二十二、苯丙胺

(一)作用用途

本品具有强大的中枢神经兴奋作用和外周 α、β 受体激动作用。用药初期可使患者疲劳感减轻、情绪高涨,并伴有创造力、自信心和注意力提高等。另外可使气管平滑肌松弛,通过化学感受器兴奋呼吸,同时舒张压和收缩压均略有升高。主要适用于各种精神抑制状态。如发作性睡病、老年人沉思抑郁者,以及对三环抗抑郁药不适用者或中枢抑制药中毒等。常用本品硫酸盐。

(二)用量用法

成人①口服:每次 2~10mg;极量,每次 20mg,每日 30mg。②皮下注射:每次 2~10mg;极量,每次 10mg,每日 20mg。

(三)注意事项

①严重动脉硬化、心血管疾病、青光眼、高血压、甲状腺功能亢进者禁用。②孕妇、哺乳期妇女慎用。③对厌食、失眠、衰弱、有精神变态性格或有自杀倾向的患者不宜用。④每日最后一次用药应在下午 4 时之前,以免引起失眠。⑤超量和反复使用本品易发生精神依赖性及机体耐受性和导致精神症状,故不宜久用和应严格控制使用。⑥可出现头痛、心悸、激动、烦躁、谵妄和疲劳等。⑦亦可发生高血压或低血压、心律失常、心绞痛、面色苍白或潮红、寒战及大量出汗等。⑧还可有口干、厌食、恶心、呕吐、腹泻等。

(四)剂型规格

①片剂:每片 5mg;10mg。②注射剂:每支 5mg(1mL);10mg(1mL)。

二十三、二苯美仑

(一)作用用途

本品为脑代谢激活剂。具有激活脑能量代谢,扩张脑血管,增加脑血流量,改善脑神经传导等作用。动物实验表明:局部微量给药可促进猫的大脑皮质视觉区神经元兴奋;连续给药可促进小鼠脑摄取葡萄糖和大鼠脑内葡萄糖代谢;对大鼠和沙鼠实验性脑缺血模型,本品能延长生命,减少神经症状,改善局部脑血流和脑电波,抑制脑水肿;对小鼠和大鼠实验性记忆障碍模型,本品可改善局部脑缺血,电击休克或给予东莨菪碱引起的被动回避反应障碍,对缺氧或给予 KCN 引起的小鼠死亡,本品能延长生存时间,并能改善缺氧所致大鼠自发运动减少。本品口服吸收迅速、良好。临床主要用于改善脑梗死后遗症、脑出血后遗症所伴的意识低下、情绪障碍。

(二)用量用法

口服:每次 50mg,每日 3 次,饭后服。可根据年龄、症状增减。

(三)注意事项

①儿童、孕妇避免服用,哺乳期妇女不宜用。②本品不良反应较轻,偶见食欲缺乏、腹痛、腹泻、烧心、嗳气、呕吐、口渴、口苦、困倦、头痛、头晕、兴奋不安、失眠以及胸痛、耳鸣、肌肉痛、皮疹等。罕见便秘、食管阻塞感、肌肉麻木感。③本品与华法林合用时,会延长凝血酶原时间。

第二节　抗癫痫药

癫痫是大脑局部神经元突发性异常放电,并向周围正常组织扩散,导致短暂的大脑功能障碍的一种神经系统常见病。癫痫临床主要特点为运动、感觉、意识以及精神方面的异常。由于癫痫异常放电的部位不同,因而临床表现多种多样。依据发作时的症状,癫痫可分为局限性发作和全身性发作,主要包括以下5种类型。

1.强直-阵挛性发作(大发作)

多数患者表现为先发出尖叫声,随后有意识丧失而跌倒,全身肌肉强直,呼吸停顿,数秒钟后转为阵挛性抽搐,抽搐逐渐加重,口吐白沫,历时数十秒钟,阵挛期呼吸恢复,部分患者有大小便失禁,每次发作历时数十秒至几分钟不等。抽搐后全身松弛,患者清醒或进入昏睡,此后意识逐渐恢复,且对之前发生的事情不能回忆。

2.失神性发作(小发作)

突然短暂意识丧失,动作中断,但无抽搐,持续数秒钟即恢复,每日可反复发作数次至数十次不等。多见于儿童。

3.复合性局限性发作(精神运动性发作)

主要表现为阵发性精神失常,患者突然意识模糊,伴有不规则及不协调动作,如吮吸、摇头、挣扎等。发作可持续数小时至数日,病变多见于颞叶与额叶。

4.单纯部分性发作(局限性发作)

发作时无意识障碍,只表现为局部肢体运动或感觉障碍,如一侧口角、手指或足趾的发作性抽动或感觉异常,发作持续时间常在1分钟以内。

5.癫痫持续状态

癫痫持续状态指患者大发作持续状态,反复抽搐,持续意识不清,抢救不及时可危及生命。

一、苯妥英钠

(一)适应证

适用于治疗全身强直-阵挛性发作、复杂部分性发作、单纯部分性发作和癫痫持续状态。也可用于治疗三叉神经痛、隐性营养不良性大疱性表皮松解、发作性舞蹈手足徐动症、发作性控制障碍,肌强直症及三环类抗抑郁药过量时心脏传导障碍等。本品也适用于洋地黄中毒所致的室性及室上性心律失常,对其他各种原因引起的心律失常疗效较差。

(二)应用

1.抗癫痫

①成人常用量:250～300mg/d,开始时100mg/次,2次/天,1～3周内增加至250～300mg/d,分3次口服,极量300mg/次,500mg/d。应用达到控制发作和血药浓度达稳态

后,可改用长效(控释)制剂,一次顿服。如发作频繁,可按 12～15mg/kg,分 2～3 次服用,每 6 小时一次,第 2 天开始给予 100mg(或 1.5～2mg/kg),3 次/天直到调整至恰当剂量为止。②小儿常用量:开始 5mg/(kg·d),分 2～3 次服用,按需调整,以每天不超过 250mg 为度。维持量为 4～8mg/kg 或 250mg/m²,分 2～3 次服用,如有条件可进行血药浓度监测。

2.抗心律失常

①成人常用:100～300mg/次,一次服或分 2～3 次服用,第一日 10～15mg/kg,第 2～4 天 7.5～10mg/kg,维持量 2～6mg/kg。②小儿常用量:开始 5mg/kg,分 2～3 次口服,根据病情调整不超过 300mg/d,维持量 4～8mg/kg 或 250mg/m²,分 2～3 次口服。

3.注射用

①抗惊厥:成人常用量,150～250mg/次,每分钟不超过 50mg,需要时 30 分钟后可再次静脉注射 100～150mg,一日总量不超过 500mg。小儿常用量:静脉注射 5mg/kg 或 250mg/m²,1 次或分 2 次注射。②抗心律失常:成人常用量,为终止心律失常以 100mg 缓慢静脉注射 2～3 分钟,根据需要每 10～15 分钟重复一次至心律失常终止或出现不良反应为止,总量不超过 500mg。

(三)不良反应和注意

①常见齿龈增生,儿童发生率高。②长期服用后或血药浓度达 30μg/mL 可能引起恶心,呕吐甚至胃炎,饭后服用可减轻。③神经系统不良反应常见眩晕、头痛,严重时可引起眼球震颤、共济失调、语言不清和意识模糊,调整剂量或停药可消失。④可影响造血系统,致粒细胞和血小板减少,罕见再障;常见巨幼红细胞性贫血,可用叶酸加维生素 B₁₂ 防治。⑤可引起过敏反应,常见皮疹伴高热,一旦出现症状立即停药并采取相应措施。小儿长期服用可加速维生素 D 代谢造成软骨病或骨质异常。⑥孕妇服用偶致畸胎;可使血糖升高。

1.禁忌证

禁用:对乙内酰脲类药有过敏史或阿-斯综合征、Ⅱ～Ⅲ度房室传导阻滞、窦房传导阻滞、窦性心动过缓等心功能损害者。

2.注意事项

①对乙内酰脲类中一种药过敏者,对本品也过敏。②有酶诱导作用,可对某些诊断产生干扰,如地塞米松试验,甲状腺功能试验,使血清碱性磷酸酶、谷丙转氨酶、血糖浓度升高。③用药期间需检查血常规、肝功能、血钙、口腔、脑电图、甲状腺功能并经常随访血药浓度,防止毒性反应;其妊娠期每月测定一次、产后每周测定一次血药浓度以确定是否需要调整剂量。④下列情况应慎用:嗜酒;贫血;心血管病(尤其老人);糖尿病;肝肾功能损害;甲状腺功能异常者。

3.孕妇及哺乳期妇女用药

凡用本品能控制发作的患者,孕期应继续服用,并保持有效血浓度,分娩后再重新调整。产前一个月应补充维生素 K,产后立即给新生儿注射维生素 K 减少出血危险。本品可分泌入乳汁,一般主张服用苯妥英钠的母亲避免母乳喂养。

4.儿童用药

小儿应用本品时须慎重,用量应偏低,并经常监测血药浓度。

(四)规格

片剂:①50mg;②100mg。注射液:100mg;250mg。

二、丙戊酸钠

(一)适应证

主要用于单纯或复杂失神发作、肌阵挛发作,大发作的单药或合并用药治疗,有时对复杂部分性发作也有一定疗效。

(二)应用

1.常释剂型

①成人常用量:15mg/(kg·d)或 600～1200mg/d,分 2～3 次服。开始时按 5～10mg/kg,一周后递增,至能控制发作为止。当每天用量超过 250mg 时应分次服用。每天最大量不超过 30mg/kg 或 1.8～2.4g/d。②小儿常用量:按体重计与成人相同,也可 20～30mg/(kg·d),分 2～3 次服用或 15mg/(kg·d),按需每隔一周增加 5～10mg/kg,至有效或不能耐受为止。

2.缓释控释剂型

①口服:2 次/天,0.2～0.4g/次,小儿用量遵医嘱。②静脉注射:成人,癫痫持续状态时静脉注射 400mg,2 次/天。

(三)不良反应和注意

①常见不良反应表现为腹泻、消化不良、恶心、呕吐、胃肠道痉挛,可引起月经周期改变。②较少见短暂的脱发、便秘、嗜睡、眩晕、疲乏、头痛、共济失调、轻微震颤、异常兴奋、不安和烦躁。③长期服用偶见胰腺炎及急性肝坏死。④可使血小板减少引起紫癜、出血和出血时间延长,应定期检查血常规。⑤对肝功能有损害,引起血清碱性磷酸酶和氨基转移酶升高,服用 2 个月要检查肝功能。⑥偶有过敏。⑦偶有听力下降和可逆性听力损坏。

1.禁忌证

有药源性黄疸个人史或家族史者、有肝病或明显肝功能损害者禁用。有血液病,肝病史,肾功能损害,器质性脑病时慎用。

2.注意事项

①用药期间避免饮酒。②停药应逐渐减量以防再次出现发作;取代其他抗惊厥药物时,本品应逐渐增加用量,而被取代药应逐渐减少用量。③用药前和用药期间应定期做全血细胞计数、肝肾功能检查。④对诊断的干扰,尿酮试验可出现假阳性,甲状腺功能试验可能受影响。⑤可使乳酸脱氢酶、丙氨酸氨基转移酶、门冬氨酸氨基转移酶轻度升高并提示无症状性肝脏中毒。血清胆红素可能升高提示潜在的严重肝脏中毒。

3.孕妇及哺乳期妇女用药

慎用。

4.儿童用药

本品可蓄积在发育的骨骼内,应注意。

(四)规格

片剂:100mg;200mg。缓释片剂:0.2g/片;0.333g/片。注射用丙戊酸钠:400mg。

三、卡马西平

(一)适应证

①复杂部分性发作、全身强直-阵挛性发作、上述两种混合性发作或其他部分性或全身性发作;对典型或不典型失神发作、肌阵挛或失神张力发作无效。②三叉神经痛和舌咽神经痛发作,亦用作三叉神经痛缓解后的长期预防性用药。也可用于脊髓痨和多发性硬化、糖尿病性周围性神经痛、患肢痛和外伤后神经痛以及疱疹后神经痛。③预防或治疗躁狂、抑郁症;对锂或抗精神病药或抗抑郁药无效的或不能耐受的躁狂、抑郁症,可单用或与锂盐和其他抗抑郁药合用。④中枢性部分性尿崩症,可单用或与氯磺丙脲或氯贝丁酯等合用。⑤对某些精神疾病包括精神分裂症性情感性疾病,顽固性精神分裂症及与边缘系统功能障碍有关的失控综合征。⑥不宁腿综合征,偏侧面肌痉挛。⑦酒精癖的戒断综合征。

(二)应用

1.成人常用量

①抗惊厥,开始 0.1g/次,2~3 次/天;第 2 天后每天增加 0.1g,直到出现疗效为止;维持量,根据治疗反应调整至最低有效量,分次服用;最高量不超过 1.2g/d。②镇痛,开始 0.1g/次,2 次/天;第 2 天后每隔 1 天增加 0.1~0.2g,直到疼痛缓解,维持量 0.4~0.8g/d,分次服用;最高量不超过 1.2g/d。③尿崩症,单用时 0.3~0.6g/d,如与其他抗利尿药合用,0.2~0.4g/d,分 3 次服用。④抗躁狂或抗精神病,开始 0.2~0.4g/d,每周逐渐增加至最大量 1.6g,分 3~4 次服用。每天限量,12~15 岁,不超过 1g;15 岁以上不超过 1.2g;有少数用至1.6g。通常成人限量为 1.2g,12~15 岁不超过 1g/d,少数人需用至 1.6g。

2.小儿常用量

抗惊厥:6 岁以前开始 5mg/(kg·d),每 5~7 天增加一次用量,达 10mg/(kg·d),必要时增至 20mg/(kg·d),维持量调整到维持血药浓度 8~12μg/kg,一般为 10~20mg/kg,即 0.25~0.3g,不超过 0.4g;6~12 岁儿童第一日 0.05~0.1g,服 2 次,隔周增加 0.1g 至出现疗效;维持量调整到最小有效量,一般为 0.4~0.8g/d,不超过 1g,分 3~4 次服用。

3.缓释片剂

①癫痫:成人初始剂量 0.2g(1 片)/次,2 次/天。②三叉神经痛:初始剂量 0.2~0.4g (1~2 片)/日,分 1~2 次服用。

（三）不良反应和注意

①较常见的是中枢神经系统，表现为视力模糊、复视、眼球震颤。②因刺激抗利尿激素分泌引起水的潴留和低钠血症。③较少见的不良反应有变态反应，Stevens-Johnson综合征或中毒性表皮坏死溶解症、皮疹、荨麻疹、瘙痒；儿童行为障碍，严重腹泻，红斑狼疮样综合征。④罕见的不良反应有腺体病，心律失常或房室传导阻滞（老年人尤其注意），骨髓抑制，中枢神经系统中毒，过敏性肝炎，低钙血症，骨质疏松，肾脏中毒，周围神经炎，急性血紫质病，栓塞性脉管炎，过敏性肺炎，急性间歇性卟啉病，可致甲状腺功能减退。偶见粒细胞减少，可逆性血小板减少，再障，中毒性肝炎。

1.禁忌证

有房室传导阻滞、血清铁严重异常、骨髓抑制、严重肝功能不全等病史者禁用。

2.注意事项

①与三环类抗抑郁药有交叉过敏反应。②用药期间注意检查：全血细胞检查，尿常规，肝功能，眼科检查；卡马西平血药浓度测定。③一般疼痛不要用本品。④糖尿病患者可能引起尿糖增加，应注意。⑤癫痫患者不能突然撤药。⑥已用其他抗癫痫药的患者，本品用量应逐渐递增，治疗4周后可能需要增加剂量，避免自身诱导所致血药浓度下降。⑦下列情况应停药：肝中毒或骨髓抑制症状出现，心血管系统不良反应或皮疹出现。⑧用于特异性疼痛综合征止痛时，如果疼痛完全缓解，应每月减量至停药。⑨饭后服用可减少胃肠反应，漏服时应尽快补服，不可一次服双倍量，可一日内分多次补足。⑩下列情况应慎用：乙醇中毒，心脏损害，冠心病，糖尿病，青光眼，对其他药物有血液反应史者，肝病，抗利尿激素分泌异常或其他内分泌紊乱，尿潴留，肾病。

3.孕妇及哺乳期妇女用药

妊娠早期需慎用；哺乳期妇女禁用。

4.儿童用药

本品可用于各年龄段儿童。

5.老年患者用药

老年患者对本品较敏感者，应密切观察。

（四）规格

片剂：100mg；200mg；400mg。咀嚼片：100mg；200mg。胶囊剂：200mg/粒。糖浆：20mg/mL。栓剂：125mg/粒；250mg/粒。缓释片剂：0.2g。

四、扑米酮

（一）适应证

用于癫痫强直阵挛性发作，单纯部分性发作和复杂部分性发作的单药或联合用药治疗。也用于特发性震颤和老年性震颤的治疗。

（二）应用

1.成人常用量

50mg开始，睡前服用，3日后改为2次/日，一周后改为3次/日，第10日开始改为250mg/次，3次/日，总量不超过1.5g/日；维持量一般为250mg/次，3次/日。

2.小儿常用量

8岁以下，每日睡前服50mg；3日后增加为50mg/次，2次/日；一周后改为100mg/次，2次/日；10日后根据情况可以增加至125～250mg/次，3次/日；或10～25mg/(kg·日)分次服用。8岁以上同成人。

（三）不良反应和注意

①患者不能耐受或服用过量可产生视力改变，复视，眼球震颤，共济失调，认知迟钝，情感障碍，精神错乱，呼吸短促或障碍。②少见的有儿童和老人出现异常的兴奋或不安等反常反应。③偶见有过敏反应，粒细胞减少，再障，红细胞发育不良，巨幼红细胞性贫血。④发生手脚不灵活或引起行走不稳、关节挛缩、眩晕、嗜睡。少数患者出现性功能减退、头痛、食欲缺乏，疲劳感，恶心或呕吐，但继续服用往往会减轻或消失。可出现中毒性表皮坏死。

1.禁忌证

下列情况慎用：①肝肾功能不全者；②有卟啉病者；③哮喘、肺气肿或其他可能加重呼吸困难或气道不畅等呼吸系统疾患；④可使轻微脑功能障碍的病情加重。

2.注意事项

①对巴比妥类过敏者对本品也可能过敏。②对诊断的干扰：血清胆红素可能降低，酚妥拉明试验可出现假阳性。③用药需根据个人情况而定。④停药时用量应递减，防止重新发作。⑤治疗期间需按时服药，发现漏服应尽快补服，勿一次服用双倍量。⑥用药期间应注意检查血细胞计数，定期测定扑米酮及其代谢产物苯巴比妥的血药浓度。

3.孕妇及哺乳期妇女用药

本品可能致畸，也有胎儿发生苯妥英综合征的报道。在妊娠最后一个月应补充维生素K，本品分泌入乳汁可致婴儿中枢神经受到抑制或嗜睡。

4.儿童用药

少数可出现反应异常，应少用。

5.老年患者用药

少数可出现认知功能障碍，烦躁不安，兴奋或嗜睡。

（四）规格

片剂：50mg；100mg；250mg。

五、托吡酯

（一）适应证

伴有或不伴有继发性全身发作的部分性癫痫的加用治疗。

(二)应用

推荐从小量开始治疗,逐渐加至有效剂量。开始每晚口服 50mg,随后,每周增加 50～100mg,分两次服用。通常为 200～400mg/日,分两次服用。

(三)不良反应和注意

共济失调、注意力受损、意识模糊、头晕、疲劳、感觉异常、嗜睡和思维异常。

1.注意事项

肾功能损害者,妊娠及哺乳妇女慎用。本药可能影响患者驾驶汽车或操纵机器的能力。

2.禁忌

已知对本品过敏者。

(四)规格

片剂:25mg×60 片;50mg×60 片;100mg×60 片。

六、乙琥胺

(一)适应证

用于失神小发作,对肌阵挛性发作有较好的疗效。本品常与其他抗癫痫药物合用治疗大发作或其他发作合并小发作。

(二)应用

口服:开始量,6 岁以下小儿 0.25g/次,1 次/日;6 岁以上小儿及成人,0.25g/次,2 次/日,以后可根据病情渐增至 6 岁以下小儿 1g/日,6 岁以上小儿及成人 1.5g/日。

(三)不良反应和注意

常见的不良反应有:胃部不适、恶心、呕吐、食欲减退、疲乏、嗜睡、头晕、头痛、运动失调。这些不良反应与剂量有关,且随服药时间延长而减少。偶见皮疹、畏光、激动、欣快、震颤麻痹。罕见全身性红斑狼疮、斯-约综合征、白细胞减少、血小板较少、再生障碍性贫血。用药期间应注意检查血常规及肝功能。

(四)规格

①胶囊剂:250mg。②糖浆剂:(5%)100mL、500mL。

第三节 抗震颤麻痹药

治疗震颤麻痹药用于治疗帕金森病或者原因已知的帕金森综合征。帕金森病,又叫原发性震颤麻痹,临床主要症状为震颤、肌肉僵直和运动障碍。目前认为其病变主要在黑质纹状体。在黑质纹状体内存在两种递质,乙酰胆碱(ACh)和多巴胺(DA),正常时两种递质互相制约,处于相对平衡状态,共同调节运动功能。帕金森病患者黑质中多巴胺能神经元变性,DA 合成减少,纹状体内 DA 含量降低,造成黑质纹状体通路多巴胺能神经功能减弱,而胆碱能神经功能相对占优势,因而产生一系列肌张力提高症状。基于上述理论,目前治疗本症主要从两方面进行——中枢抗胆碱和补充多巴胺。抗帕金森病药分为拟多巴胺类药和抗胆碱药两类。两类药合用可增强疗效。本类药物对脑动脉硬化、一氧化碳中毒引起的帕金森综合征亦有效,但对吩噻嗪类抗精神失常药引起的锥体外系症状无效。

一、左旋多巴

(一)药理作用

多巴胺的前体药物,需通过血-脑脊液屏障进入中枢,经多巴胺脱羧酶作用转化成 DA 才能发挥药理作用。口服吸收后在肝脏大部分被首过脱羧,转变为不易通过血脑脊液屏障的 DA。如合用外周多巴胺脱羧酶抑制剂,可减少左旋多巴的用量,并使进入中枢的量增加,减少外周 DA 引起的不良反应。本品改善肌强直和运动迟缓效果明显,缓解震颤效果差。对轻度患者及年轻患者效果较好。此外,可恢复中枢神经系统功能,使肝性昏迷患者苏醒。

(二)临床应用

用于帕金森病、脑炎后或合并有脑动脉硬化以及中枢神经系统的一氧化氮与锰中毒后的症状性帕金森综合征、肝性脑病、神经痛、高泌乳素血症、脱毛症和促进毛发生长。还可用于促进小儿生长发育。

(三)用法用量

用于震颤麻痹:口服,开始时 1 日 0.25～0.5g,分 2～3 次服。每服 2～4 日增加 0.125～0.5g。维持量 1 日 3～6g,分 4～6 次服用。连续用药 2～3 周后见效。在剂量递增过程中,如出现恶心等应停止增量,待症状消失后再增。用于肝性昏迷:0.3～0.4g/d,静脉滴注,待完全清醒后减量到 0.2g/d,继续 1～2 日后停用;或用本品 5g,鼻饲或灌肠。

(四)不良反应

左旋多巴的不良反应较多,可分为初期和长期两大类,前者主要是因为外周组织中多巴胺增多所致,后者与中枢多巴胺受体调节及功能增强有一定关系。

1.初期反应

(1)胃肠道反应:治疗初期约 80% 患者出现恶心、呕吐、厌食、食欲减退等症状,继续用药数周后可耐受。偶见溃疡、出血或穿孔。此反应与外周多巴胺增多直接刺激胃肠道有关。

(2)心血管反应:治疗初期,约 30% 患者出现体位性低血压,可能与外周多巴胺增多反馈性的抑制交感神经末梢 NA 的释放有关,多巴胺还可作用于血管壁上的多巴胺受体,致血管舒张。另外,多巴胺对 β 受体有刺激作用,少数患者可引起心律失常。

2.长期反应

(1)运动障碍:服药两年以上的患者 90％会出现面部、手足、躯体等处不自主运动过多,服用多巴胺受体拮抗剂可减轻此类症状。

(2)开-关现象:"开"指的是患者活动基本正常;"关"指的是患者突然出现症状加重,全身性肌强直,运动不能。服药 3～5 年后,有半数左右患者可出现开-关现象。此现象可以在患者日常生活的任何时间和状态下发生,严重影响了患者的日常生活。可能由多巴胺受体的功能失调引起。疗程延长,发生率也相应增加。为减轻症状,可增加给药次数而不改变给药剂量,也可加用其他拟多巴胺类药物。

(3)精神异常:患者长期服药后,可出现失眠、幻觉、妄想等症状,甚至出现焦虑症、抑郁症等精神失常症状。此反应可能与多巴胺作用于大脑边缘叶有关,需减量或停药。故精神病患者慎用。

(五)注意事项

高血压、精神病、糖尿病、心律失常及闭角型青光眼患者禁用。禁止与单胺氧化酶抑制剂、麻黄碱、利血平及拟肾上腺素药合用。

(六)制剂规格

片剂:50mg,0.1g,0.25g。胶囊剂:0.1g,0.125g,0.25g。

二、多巴丝肼

(一)药理作用

为脱羧酶抑制剂苄丝肼与左旋多巴组成的复方制剂。由于苄丝肼能抑制左旋多巴在外周的脱羧,使更多的左旋多巴进入脑中脱羧变成多巴胺,因而可减少左旋多巴的用量,并减少其不良反应。但对中枢神经系统不良反应则不减少。

(二)临床应用

用于原发性震颤麻痹(帕金森病)、脑炎后或合并有脑动脉硬化的症状性帕金森综合征。

(三)用法用量

口服,第 1 周 1 次 0.125g,1 日 2 次,然后每隔 1 周增加剂量,一般日剂量不超过 1g,分 3～4 次服用。

(四)不良反应

常见恶心、呕吐、直立性低血压、精神抑郁和排尿困难等,较少见高血压、心律失常、溶血性贫血、乏力和胃痛。剂量过大可导致舞蹈样或其他不随意运动。久用后几乎都可出现运动不能或"开关现象"。

(五)注意事项

严重心瓶管疾病和内分泌疾病,肝、肾功能不全,心力衰竭和有惊厥史的患者禁用。

25 岁以下患者及妊娠、骨质疏松者慎用。

(六)制剂规格

胶囊剂:125mg(苄丝肼 25mg、左旋多巴 100mg),250mg(苄丝肼 50mg、左旋多巴 200mg)。

三、卡比多巴

(一)药理作用

脱羧酶抑制剂,可抑制外周的左旋多巴脱羧,使更多的左旋多巴进入中枢而起治疗作用,因此可减少左旋多巴用量,并降低其胃肠道及外周性心血管系统的不良反应。

(二)临床应用

与左旋多巴合用,治疗各种原因引起的帕金森综合征,也可与左旋多巴联合应用,治疗单眼弱视。

(三)用法用量

首次剂量,卡比多巴 10mg,左旋多巴 100mg,1 日 4 次,以后视需要及耐受情况,每隔 3～7 日增加剂量,直至 1 日剂量增至卡比多巴达 200mg,左旋多巴达 2g 为限。如患者已先用左旋多巴,须停药 8 小时以上才能再合用两药。

(四)不良反应

与左旋多巴合用时可出现恶心、呕吐等。左旋多巴引起的异常不随意运动精神障碍等趋于较早出现,常可引起精神抑郁,面部、上肢、舌和手部不自主运动。

(五)注意事项

儿童、孕妇和哺乳期妇女、青光眼、精神病患者、有惊厥史、消化性溃疡和心力衰竭者禁用。

(六)制剂规格

片剂:25mg。卡比多巴-左旋多巴片:每片含卡比多巴 10mg,左旋多巴 100mg。息宁片:每片含卡比多巴 50mg,左旋多巴 200mg。

四、溴隐亭

(一)药理作用

多巴胺受体激动剂,可通过血-脑脊液屏障。通过选择性地激动纹状体的 DA 受体而发挥抗震颤麻痹作用。也可通过激动垂体细胞的 DA 受体,使垂体催乳素及生长激素释放减少。口服后 1 小时显效,2～3 小时达高峰,血浆蛋白结合率为 90%～96%。

(二)临床应用

用于震颤麻痹:疗效优于金刚烷胺及苯海索,常用于左旋多巴或其复方制剂疗效不好及不能耐受者。也可用于治疗慢性精神分裂症、躁狂症、闭经、乳溢和肢端肥大症等。

（三）用法用量

用于震颤麻痹：起始 1 次 1.25mg，1 日 2 次，2 周内逐渐加量，已找到最佳疗效的最小剂量。用于肢端肥大症：口服，1 日 2.5mg，据疗效和耐受情况渐增至 1 日 10～20mg，分 2～4 次服用。用于垂体瘤：口服，1 日 7.5～25mg，分次口服。

（四）不良反应

恶心、头痛、眩晕、疲惫、腹痛、呕吐等。也可出现低血压、多动症、运动障碍及精神症状。连续用药或与食物同服可减轻。

（五）注意事项

对本品过敏者、严重心脏病、周围血管性疾病、妊娠期者禁用。与左旋多巴合用可增效，但应减少左旋多巴剂量。忌与降压药、吩噻嗪类或 H_2 受体拮抗剂合用。肝功能障碍者慎用。

（六）制剂规格

片剂：2.5mg。

五、吡贝地尔

（一）药理作用

选择性多巴胺 D_2、D_3 受体激动剂，可刺激大脑黑质纹状体、中脑皮质和中脑边叶的 D_2、D_3 受体，提供有效的多巴胺效应。

（二）临床应用

用于治疗帕金森病，对外周循环障碍也有效。

（三）用法用量

帕金森病：单用，150～250mg/d，分 2～3 次口服，与左旋多巴合用，50～150mg/d，分 1～3 次口服。其他病症：50mg/d，餐后服，严重者 100mg/d，分 2 次服。

（四）不良反应

可引起直立性低血压、恶心、呕吐、运动障碍和体温过低等，偶见肝功能变化。

（五）注意事项

对本品过敏者、循环衰竭及急性心肌梗死者禁用。孕妇和哺乳期妇女慎用。

（六）制剂规格

缓释片：50mg。片剂：20mg。

六、司来吉兰

（一）药理作用

选择性单胺氧化酶抑制剂，可阻断多巴胺的代谢，抑制多巴胺的降解，也可以抑制突触处多巴胺的再摄取,从而延长多巴胺的作用时间。

(二)临床应用

早期帕金森病。尤其适用于治疗运动波动的病例。常用作左旋多巴或者美多巴的辅助用药。

(三)用法用量

10mg/d,早晨一次顿服;或一次 5mg,早晚两次服用。

(四)不良反应

为增强左旋多巴效应所引起,恶心、呕吐、精神障碍、兴奋、幻觉、直立性低血压和不自主运动等。

(五)注意事项

禁止与哌替啶及阿片类药物合用。有消化性溃疡者,严重肝、肾功能异常者,精神病患者和控制不佳的高血压、心律失常、心绞痛者慎用。

(六)制剂规格

片剂:5mg。

七、金刚烷胺

(一)药理作用

可进入脑内促进 DA 释放或延缓 DA 代谢,对僵直、震颤、运动徐缓有缓解作用。起效快,90%以原型经肾排出,酸化尿液可促进排泄。

(二)临床应用

用于不能耐受左旋多巴治疗的震颤麻痹患者,还可用于亚洲 A-Ⅱ型流感、病毒性感染发热患者及脑梗死所致的自发性意识低下。

(三)用法用量

口服,1 次 0.1g,早晚各一次,最大剂量 0.4g/d。

(四)不良反应

少数患者可出现嗜睡、眩晕、抑郁、食欲减退等,老年患者耐受低,可出现幻觉、谵妄等,久用可见皮肤青斑、踝部水肿。

(五)注意事项

日剂量>200mg,可致失眠、精神不安、运动失调等。精神病、脑硬化、癫痫。哺乳期妇女、精神病患者、脑动脉硬化和癫痫患者慎用。

(六)制剂规格

片剂,胶囊剂:0.1g。糖浆剂:300mg(60mL)。

八、恩托卡朋

(一)药理作用

为儿茶酚氧位甲基转移酶抑制剂,可减少外周左旋多巴的降解,延长和增加其生物利用度。

(二)临床应用

可用作左旋多巴/苄丝肼或左旋多巴/卡比多巴的辅助用药,用于治疗以上药物不能控制的帕金森病及剂末现象(症状波动)。

(三)用法用量

每次服用左旋多巴/多巴脱羧酶抑制剂时给予 0.2g,最大推荐剂量为 2g/d。

(四)不良反应

常见有运动障碍、恶心、尿色异常等不良反应。

(五)注意事项

儿童、妊娠及哺乳期妇女慎用。

(六)制剂规格

片剂:0.2g。

九、苯海索

(一)药理作用

具有中枢抗胆碱作用。口服后 1 小时起效,作用维持 6～12 小时。

(二)临床应用

用于震颤麻痹,脑炎后或动脉硬化引起的震颤麻痹,常与左旋多巴合用。还可用于利血平和吩噻嗪类引起的锥体外系反应和肝豆状核变性、畸形性肌张力障碍、癫痫、抗精神病药物所致静坐不能和慢性精神分裂症。

(三)用法用量

震颤麻痹:口服,初始 1～2mg/d,1 日 2 次,渐增至 5～10mg/d,分次服用。对药物引起的锥体外系反应:口服开始 1mg/d,渐增至 5～10mg/d,极量 10mg/d。

(四)不良反应

口干、便秘、尿潴留、瞳孔散大、视物模糊等。大剂量可致中枢神经系统症状。

(五)注意事项

青光眼患者、前列腺肥大者和尿潴留者禁用。

(六)制剂规格

片剂:2mg。胶囊剂:5mg。

第三章　呼吸系统临床用药

第一节　祛痰药

祛痰药系指能稀释液化痰液和促进纤毛运动,使黏痰易于咳出的药物。利用祛痰药物排出积痰,可间接起到镇咳、平喘作用。

一、氯化铵

(一)作用用途

本品口服后,通过刺激胃黏膜反射性引起支气管液分泌增加,使痰液稀释,易于咳出;此外尚有利尿作用及酸化尿液和体液的作用。多用于急性呼吸道炎症时痰液黏稠不易咳出的病例。还可用于治疗心肾性水肿及碱血症。本品易从消化道吸收,经肝脏代谢为尿素,氯离子进入体液使 pH 降低。

(二)用法用量

口服:每次 0.3～0.6g,每日 3 次。儿童,一日量 30～60mg/kg 体重。

(三)注意事项

①严重肝肾功能低下、溃疡病及代谢性酸中毒患者忌用。②大量服用可引起恶心、呕吐、口渴、胃疼及高氯性酸中毒。③应饭后用药。

(四)剂型规格

片剂:每片 0.3g。

二、溴己新

(一)作用用途

本品通过刺激支气管腺体,促进溶酶体释放,分化裂解痰中的黏多糖;刺激胃黏膜反射性引起呼吸道腺体分泌增加,使痰液稀释。从而显示出较强的黏痰溶解作用及一定的恶心性祛痰作用。口服易吸收,见效时间为 1 小时。临床多用于急慢性支气管炎、支气管扩张、哮喘及肺气肿等,尤适于痰液黏稠咳出困难及痰液阻塞引起的呼吸困难、气急等。常用本品盐酸盐。

（二）用法用量

①口服：每次 8～16mg,每日 3 次。儿童减半。饭后服。②肌内注射：每次 4～8mg,每日 1～2 次。

（三）注意事项

①胃溃疡患者慎用。②偶有头痛、头昏、恶心不适,停药或减量后可消失;少数患者血清转氨酶有短时升高。③口服用药起效慢,需 3～5 日;肌内注射生效快。④本品可增加四环素类在支气管的分布浓度。

（四）剂型规格

①片剂：每片 4mg;8mg。②注射剂：每支 4mg(2mL)。

三、乙酰半胱氨酸

（一）作用用途

本品为呼吸道黏痰溶解剂,其分子中的巯基使痰液中糖蛋白的二硫键断裂,对白色黏痰与脓性痰均有较强的分解作用,本品通过分解黏蛋白复合物、核酸,将脓性成分及其他分泌物从黏稠变为透明,从而发挥强效溶黏液作用。同时还可以增加纤毛的摆动频率和黏液的周转率,使黏痰容易咳出。此外,NAC 结构中的自由巯基(亲核的-SH)能发挥出直接抗氧化作用。NAC 还能增加肺泡的弹性,透过细胞膜进入细胞内,脱去乙酰基,形成 L-半胱氨酸,成为合成谷胱甘肽(GSH)的必需氨基酸,从而保持适当的谷胱甘肽水平,保护机体细胞不受损害。谷胱甘肽是保持细胞功能和细胞形态完整性所必需的高活性三肽,它可防止细胞免受体内外氧自由基和各种细胞毒物质的损害。喷雾吸入起效快。1 分钟起效。最大作用时间为 5～10 分钟。适于手术后的咳痰困难、急慢性支气管炎、支气管扩张、肺结核、肺炎及肺气肿等引起的痰液黏稠、咳痰困难及痰阻塞引起的呼吸困难等。本品特别适宜治疗以浓厚的黏液及脓性的黏性分泌物为特征的急性和慢性呼吸系统感染,如慢性阻塞性肺疾病(COPD)、肺间质性疾病(如特发性肺纤维化)、慢性支气管炎、肺气肿、支气管扩张引起的呼吸困难和咳痰困难等。

（二）用法用量

①口服：片剂,每次 200～400mg,每日 2～3 次。泡腾片,每次 1 片,每日 1～2 次。颗粒剂,成人,每次 200mg,每日 2～3 次;儿童,每次 100mg,年龄酌情增减。每日 2～4 次,依据急性病症的疗程为 5～10 日,慢性病症患者可根据病情需要服用数月。每次 30mg,每日 3 次。②喷雾吸入：以 10%～20%溶液,每次 1～3mL,每日 2～3 次。③气管滴入：以 5%溶液自气管插管或直接滴入气管,每次 0.5～2mL,每日 2～4 次。④气管注入：以 5%溶液用注射器自气管的甲状软骨环骨膜处注入气管腔内,每次 0.5～2mL(婴儿,每次 0.5mL;儿童,每次 1mL;成人,每次 2mL)。

(三)注意事项

①支气管哮喘患者禁用,老年患者伴呼吸功能不全者慎用。②常见不良反应有呛咳、支气管痉挛、恶心、呕吐等。减量即可缓解,遇支气管痉挛用异丙肾上腺素缓解。③本品不宜与橡皮、金属、氧化剂及氧气接触,应于临用前配制,冰箱保存,48 小时内用完。④与酸性药物共用,本品作用明显降低。最佳 pH 为 7～9。⑤本品能降低青霉素、头孢菌素的作用。不宜合用。⑥本品的泡腾片不可直接吞服,需溶于半杯温开水中(≤40℃),一次服完,最好在晚上服用。颗粒剂应在临用前加少量水溶解(≤40℃),混匀后口服。药品有硫臭味,非变质引起,而是制剂中含有活性成分的一种特征。

(四)剂型规格

①片剂:每片 500mg。②泡腾片:每片 0.6g。③颗粒剂:每袋 0.1g,0.2g。

四、美司钠

(一)作用用途

本品为局部应用的黏痰溶解剂,可降低痰的黏性,使之液化。适用于大量黏痰阻塞引起的呼吸困难,如手术后的咳痰困难、急慢性支气管炎、支气管扩张、肺结核、肺炎、肺气肿等引起的痰液黏稠、痰阻气管等。

(二)用法用量

雾化吸入或气管滴入:每次 1～2mL(100～200mg)。

(三)注意事项

①有局部刺激作用,可致咳嗽、支气管痉挛等。②不宜与红霉素、四环素、氨茶碱等配伍并用。

(四)剂型规格

①注射剂:每支 200mg;400mg;600mg。②气雾剂:每毫升 0.2g。③溶液剂:10%。

五、羧甲司坦

(一)作用用途

本品为黏痰调节剂。通过减少支气管高黏度黏蛋白的分泌,增加痰中低黏度黏蛋白分泌,使痰的黏性下降,易于咳出;还可促进支气管黏膜修复。口服起效快,疗效好。适于慢性支气管炎、支气管哮喘等引起的痰液黏稠、咳痰困难及痰阻塞引起的呼吸困难等;也可用于防治手术后的咳痰困难及肺炎合并症。用于小儿非化脓性耳炎,有预防耳聋的效果。

(二)用法用量

口服:每次 0.5g,每日 3 次;儿童,每日 30mg/kg 体重。

（三）注意事项

①有消化道溃疡病史者慎用。②偶有头晕、恶心、胃部不适、腹泻及皮疹等不良反应。

（四）剂型规格

①片剂：每片 0.25g。②糖浆剂：每毫升 20mg。③口服液：每支 0.25g（10mL）；0.5g（10mL）。

六、厄多司坦

（一）作用用途

本品为黏痰溶解药，具有溶解黏痰作用。本品分子结构中的封闭巯基，经肝脏生物转化为含有游离巯基的活性代谢产物，可降低支气管分泌物的黏稠度，从而有利于痰液排出。此外本品还具有抗氧化作用，可保护 α_1-抗胰蛋白酶不因自由基氧化作用而失活，而肺泡组织中的 α_1-抗胰蛋白酶可抑制弹性蛋白酶水解弹性蛋白。另外，本品还可增强抗生素的穿透性，增加黏膜纤毛运动等功能。本品口服后吸收迅速，可在肝内代谢。主要经肾小球滤过排出。适用于急、慢性支气管炎及阻塞性肺气肿等疾病引起的咳嗽、咳痰，尤其适用于痰液黏稠不易咳出者。

（二）用法用量

（1）成人口服：每次 300mg，每日 2 次。

（2）儿童口服：每日 10mg/kg，分 2 次服用。

（三）注意事项

①禁用于对本品过敏者，严重肝、肾功能不全者、孕妇、哺乳期妇女；慎用于胃、十二指肠溃疡患者、冠心病等心血管疾病患者、有慢性肝脏疾病的老年患者。②偶有较轻微的头痛和胃肠道反应，如上腹隐痛、恶心、呕吐、腹泻、口干等；罕见腹泻和痉挛性结肠炎。③与阿莫西林联合应用时有发生味觉丧失及痔疮的个案报道。④应避免与可待因、复方桔梗片等强效镇咳药同时应用。

（四）剂型规格

胶囊剂：每粒 100mg；300mg。

七、碘化钾

（一）作用用途

本品为恶心性祛痰药，可刺激胃黏膜，反射性地使支气管黏膜分泌增加，使痰液变稀，易于咳出。用于祛痰，也可预防地方性甲状腺肿。

（二）用法用量

口服：5％合剂，6～10mL，每日 3 次，含碘食盐，浓度为 0.001％～0.02％。

（三）注意事项

①少数患者可见荨麻疹、血管神经性水肿、支气管痉挛及休克等过敏反应；偶可见甲状腺功能减退。②孕妇及哺乳期妇女慎用，碘过敏者、肝肾功能低下及溃疡患者禁用。③不宜与酸性药物配伍。

（四）剂型规格

碘化钾合剂：5%，每 100mL 中含碘化钾 5.0g，碳酸氢钠 2.5g 及氯仿适量。

八、半胱甲酯

（一）作用用途

本品为黏痰溶解剂。用于大量黏痰引起的呼吸困难等。

（二）用法用量

①喷雾用：5%～10%溶液，每次 0.5～2mL，每日 2 次。②口服：每次 1 片，每日 3 次。

（三）注意事项

常见不良反应有呛咳、支气管痉挛、恶心、呕吐等。减量即可缓解，遇支气管痉挛可用异丙肾上腺素缓解。

（四）剂型规格

①粉剂：每瓶 0.5g。②片剂：每片 100mg。

九、愈创甘油醚

（一）作用用途

本品为恶心祛痰剂，并有轻微的防腐作用。大剂量时尚可松弛支气管平滑肌。口服吸收不完全，大部分经肠道排出。用于慢性支气管炎引起的多痰咳嗽及肺脓肿等。

（二）用法用量

口服：①片剂，每次 0.2g，每日 3～4 次。②糖浆剂，每次 10mL，每日 3 次。

（三）注意事项

①急性胃肠炎及肾炎患者禁用。②与镇咳药或平喘药合用疗效好。③有时可见恶心、胃肠不适等不良反应。

（四）剂型规格

①片剂：每片 0.2g。②糖浆剂：每毫升 10mg。

十、氨溴索

（一）作用用途

本品为溴己新的代谢产物，体内作用与溴己新相同。作为呼吸道润滑祛痰药，可促进肺表面活性物质的分泌、气道液的分泌及纤毛运动,从而降低气道阻力,降低黏痰的黏度,使痰易于咳出。适用于急慢性呼吸道疾病、支气管分泌异常、肺囊性纤维化、硅肺、肺泡蛋白沉积症及手术前后呼吸道炎症的处理。

(二)用法用量

①口服:饭后服用,每次 30mg,每日 3 次,长期应用宜减少为每日 2 次。②肌内注射或静脉注射:每次 15mg,每日 2～3 次,静脉注射应于 2～3 分钟内缓注。推荐总剂量:1.2～1.6mg/kg 体重,分 2～3 次注射。③雾化吸入:每次 15～30mg,每日 3 次。

(三)注意事项

①孕妇、哺乳期妇女、肝、肾功能不全者、胃溃疡患者、青光眼患者以及儿童慎用。②可致胃痛、腹泻,偶有皮疹等过敏反应。

(四)剂型规格

①片剂:每片 30mg。②胶囊剂:每粒 75mg。③注射剂:每支 15mg(2mL)。④气雾剂:每支 15mg(2mL)。

十一、氨溴特罗口服溶液

(一)作用用途

本品是由盐酸氨溴索和克仑特罗组成的复方制剂。用于治疗急、慢性呼吸道疾病(如急、慢性支气管炎、支气管哮喘、肺气肿等)引起的咳嗽、痰液黏稠、排痰困难、喘息等。

(二)用法用量

口服:①12 岁以上小儿:每次 2.5～15mL,每日 2 次;6～12 岁,每次 15mL;4～5 岁,每次 10mL;2～3 岁,每次 7.5mL;8 个月～1 岁,每次 5mL;未满 8 个月,每次 2.5mL。②12 岁以上儿童及成人:每次 20mL,每日 2 次;症状明显好转后可减至每次 10mL,每日 2～3 次;对严重呼吸困难患者,最初 2～3 天,每次 20mL,每日 3 次。

(三)注意事项

①肥厚型心肌病患者或对本品过敏者禁用。②甲状腺功能亢进症、高血压、心脏病、糖尿病、重度肾功能不全患者慎用。③运动员慎用。④孕妇、哺乳期妇女慎用。

(四)剂型规格

溶液剂:每 1mL 含盐酸氨溴索 1.5mg、盐酸克仑特罗 1μg。每瓶 60mL;75mL;100mL;120mL。

十二、替美斯丁

(一)作用用途

本品为黏液活化剂,可降低痰的黏性,增强黏液的旋转能力。适用于各种急慢性阻塞性呼吸道疾病引起的黏痰多、不易排出。

（二）用法用量

口服：每次 300mg，每日 3 次，将粉剂溶于少量水中服用。糖浆剂，每次 10mL，每日 3 次。

（三）注意事项

偶有一过性胃部不适、恶心、呕吐等。

（四）剂型规格

①散剂：每包 300mg。②糖浆剂：每毫升含 30mg。

十三、标准桃金娘油

（一）作用用途

本品口服吸收后大部分由肺及支气管排出，并产生黏液溶解作用、支气管解痉及消炎作用。所含桃金娘油在上、下呼吸道黏膜均能迅速发挥溶解黏液、促进分泌的作用，并可产生拟交感神经效应，刺激黏膜纤毛运动，增强黏膜纤毛清除功能，使黏液移动速度显著增加，有助痰液排出。此外，本品还具有抗炎作用，能通过减轻支气管黏膜肿胀而起到舒张支气管的作用。对细菌和真菌亦具有杀菌作用。经持久用药后，呼吸道的慢性炎症可被改善或治愈。本品为肠溶胶囊，口服到达小肠后药物才被释放，即使是有胃病史的患者亦能良好耐受。适用于急、慢性鼻窦炎和支气管炎；也适用于支气管扩张、慢性阻塞性肺疾患、肺部真菌感染、肺结核、硅肺等；还可用于支气管造影术后，利于造影剂的排出。

（二）用法用量

口服：成人，急性病，每次 300mg，每日 3～4 次；慢性病，每次 300mg，每日 2 次。4～10 岁儿童，每次 120mg，每日 2～4 次，用法同成人。

（三）注意事项

①孕妇禁用。②个别患者有恶心、胃肠道不适等不良反应。③本胶囊不可打开或嚼破后服用，宜在餐前 30 分钟用温水或冷水整粒吞服。睡前服药可使黏痰早上易于咳出。

（四）剂型规格

胶囊剂：每粒 120mg（儿童装）；300mg（成人装）。

十四、痰咳净

（一）作用用途

本品通过扩张支气管平滑肌、解除痉挛而达到镇咳平喘作用，同时可增加呼吸道分泌，使痰液易于排出。适用于各种急慢性支气管炎、哮喘、肺气肿及吸烟、粉尘刺激等引起的咳嗽、胸闷、气促、痰多症状。

(二)用法用量

含服：置口腔中或舌下，每次 0.2g，每日 3～6 次，儿童酌减。

(三)注意事项

孕妇慎用。服药 3 天症状未缓解，应到医院就诊。

(四)剂型规格

散剂：每盒 6g。主要成分有桔梗、杏仁、龙脑、甘草、咖啡因(100mg/g)。

十五、祛痰止咳颗粒

(一)作用用途

本品是由中药紫花、杜鹃、党参、甘遂(醋制)、水半夏、芫花(醋制)、明矾组成的方剂，经提取有效成分而制得的颗粒剂。本品具有健脾燥湿，祛痰止喘功能。主要用于慢性支气管炎及支气管炎合并肺气肿、肺心病所引起的痰多、咳嗽、喘息等症。

(二)用法用量

口服：温开水冲服，每次 6g(2 袋)，每日 2 次；小儿酌减。

(三)注意事项

孕妇慎用。

(四)剂型规格

颗粒剂：每袋 3g。

十六、糜蛋白酶

(一)作用用途

本品为胰脏中分离制得的一种蛋白酶，能迅速分解蛋白质。适用于慢性化脓性气管炎、支气管扩张、肺脓肿等；还可用于创伤与术后创口愈合、抗炎与防止局部水肿、积血等病症。

(二)用法用量

①肌内注射：每次 5mg，每日 1～2 次。②气管内滴入：以生理盐水或注射用水配成浓度为 0.5mg/mL 的溶液，每次适量滴入。③气雾吸入：以本品 1mg 加入 2～3mL 蒸馏水中，作气雾吸入，每日 3～4 次。

(三)注意事项

①忌用于 20 岁以下的眼病患者或玻璃糖质不稳定的创伤性白内障患者。②本品水溶液极不稳定，需配制新鲜后应用。③不可静脉注射，用前需做过敏实验。

(四)剂型规格

注射剂:每支 1mg;5mg。每 10mg 相当于 800U。

十七、粘硫醇

(一)作用用途

本品为呼吸道黏液溶解剂,作用机制与乙酰半胱氨酸相同。用于各种咳痰困难及痰液分泌增多引起的疾病。

(二)用法用量

口服:每次 200mg,每日 2~3 次。

(三)剂型规格

颗粒剂:每袋 0.1g。

第二节　镇咳药

咳嗽是呼吸道疾病的主要症状,也是一种保护性反射,咳嗽能促进呼吸道痰液和异物的排出,保持呼吸道的清洁和通畅。轻度咳嗽一般不需要镇咳药。严重而频繁的咳嗽会影响患者的休息或加重病情甚至引起其他并发症,应在对因治疗的同时应用镇咳药。镇咳药根据作用部位的不同,可分为中枢性镇咳药和外周性镇咳药。

一、可待因

(一)作用用途

本品直接作用于延髓的咳嗽中枢,止咳作用快而强,并有较强的镇痛作用。口服后经胃肠道吸收,生物利用度为 40%~70%;可透过血脑屏障、胎盘屏障,体内多分布于实质器官。口服 30~45 分钟生效,1 小时达峰浓度,$t_{1/2}$ 为 3~4 小时。经肝脏代谢为吗啡和去甲可待因,由尿排出。作用持续时间:镇痛 4 小时,镇咳 4~6 小时,适用于各种原因引起的剧烈干咳和刺激性咳嗽;也可用于中等程度疼痛的镇痛。常用本品磷酸盐。

(二)用法用量

成人口服或皮下注射:每次 15~30mg,每日 3 次。极量,每次 100mg,每日 250mg。

儿童口服:镇痛,每次 0.5~1.0mg/kg 体重,每日 3 次;镇咳,为镇痛剂量的 1/3~1/2。

(三)注意事项

①禁用于多痰患者;慎用于孕妇和哺乳期妇女。用于有少量痰液的患者时须并用祛痰药。②长期应用可产生耐受性、成瘾性、便秘及轻度呼吸抑制作用;一次服用量超过

60mg 时,某些患者可出现兴奋、烦躁不安等;小儿过量可致惊厥。③烯丙吗啡、纳洛酮能拮抗本品的镇痛作用和中枢性呼吸抑制作用。④美沙酮、全麻药、肌松药可加重本品的呼吸抑制。

(四)剂型规格

①片剂:每片 15mg;30mg。②注射剂:每支 15mg(1mL);30mg(2mL)。③糖浆剂:0.5mg(1mL)。

二、洛芬待因缓释片

(一)作用用途

本品是由布洛芬和磷酸可待因组成的复方片剂。布洛芬是抗炎镇痛药,它通过抑制环氧化酶对痛源的炎症组织起局部镇痛作用;磷酸可待因是中枢镇痛药,两者通过不同的作用机制及最佳的配比组成复方制剂,发挥镇痛的协同作用。本品为双层片,磷酸可待因为速释层,能快速镇痛;布洛芬为缓释层,起长效镇痛作用。本品主要用于多种原因引起的中等程度疼痛的镇痛,如癌症疼痛、手术后疼痛、关节痛、神经痛、肌肉痛、偏头痛等。本品的长效中度镇痛作用可持续 12 小时。

(二)用法用量

成人口服:整片吞服,每次 2～4 片,每 12 小时 1 次。

(三)注意事项

①对本品成分过敏、呼吸困难、痰多、活动性消化道溃疡或溃疡合并出血(或穿孔)、有失血倾向患者禁用,孕妇、哺乳期妇女、幼儿禁用。②支气管哮喘、胆结石、诊断未明确的急腹症、原因不明的腹泻、前列腺肥大、癫痫、严重肝肾功能不全、慢性阻塞性肺疾病、甲状腺功能减退、肾上腺皮质功能减退患者慎用。

(四)剂型规格

片剂:每片含布洛芬 0.2g、磷酸可待因 13mg。

三、福尔可定

(一)作用用途

本品具有中枢性镇咳、镇静与镇痛作用。本品成瘾性低,耐受性好,用于新生儿与儿童不易出现便秘及消化紊乱症状。1 次用药可维持 4～5 小时。临床用于剧烈干咳和中等程度疼痛。常用本品氢溴酸盐。

(二)用法用量

成人口服:每次 5～10mg;极量,每日不超过 60mg。

（三）注意事项

①本品应避光密封保存，以免变质、受潮。②偶见恶心、嗜睡等，导致依赖性。

（四）剂型规格

片剂：每片 5mg；10mg；15mg。

四、双氢可待因

（一）作用用途

本品为可待因的氢化物，属阿片类生物碱。其作用机制与可待因相似，具有较强的镇咳及镇痛作用。本品的镇痛强度介于吗啡和可待因之间，镇咳作用较可待因强 1 倍，毒性则相对较低。口服后吸收迅速，0.45～1.7 小时后达血药浓度峰值。口服后 30 分钟即可起镇痛作用，1.25～3 小时镇痛作用最强。镇痛作用可持续 3～6 小时，镇咳作用可持续 4～5 小时。本品在肝脏存在首过效应，经去甲基作用代谢成双氢吗啡。口服 24 小时后，约有 35％的药物以原形自尿中排出。清除半衰期为 3.4～4.5 小时。用于缓解中度以上疼痛、中枢性镇咳。

（二）用法用量

成人口服：①用于镇痛，每次 30～60mg，每日 3 次，饭后服；控释片，每次 60～120mg，每日 2 次。②用于镇咳：每次 10～30mg，每日 3 次；缓释片，每次 25mg，早、晚各 1 次；糖浆剂，每次 12～24mg（5～10mL），每日 3 次。

儿童镇咳：6～12 岁，每次 5～10mg，每日 1～3 次；1～5 岁，每次 2.5～5mg，每日 1～3 次。

（三）注意事项

①禁用于对本品或其他阿片类药物过敏者、呼吸抑制患者、呼吸道阻塞性疾病患者、慢性肺功能障碍者、诊断不明确的急腹症患者、失血性大肠炎及细菌性痢疾患者、休克、昏迷或心力衰竭患者、急性酒精中毒者、抽搐发作者、支气管哮喘发作者。②慎用于肾、肝功能障碍者、甲状腺功能低下者、脑器质性病变者、心功能障碍者、呼吸功能障碍者、胆囊病变及胆结石者。12 岁以下儿童不推荐使用。老年人易产生呼吸抑制，应从小剂量开始慎用。肾功能不全患者应减量，透析患者应延长给药间隔。③不良反应有恶心、呕吐、便秘、皮肤瘙痒、注意力不集中、困倦、眩晕、头痛、尿潴留等。过量时可予纳洛酮拮抗之，并给予必要升压药等以辅助治疗。④合用中枢神经抑制剂、三环类抗抑郁药、吸入性麻醉剂、单胺氧化酶抑制剂、肾上腺素受体阻断药等会增强中枢抑制作用。可增强香豆素类抗凝血作用、增强抗胆碱能药物抗胆碱作用。合用利福平使本品代谢加快，疗效降低。⑤本品长期使用会产生药物依赖性。

（四）剂型规格

片剂：每片 30mg。控释片：每片 60mg。

五、双氢可待因-对乙酰氨基酚

（一）作用用途

本品为双氢可待因和对乙酰氨基酚的复方制剂。主要药理作用为镇咳和镇痛，效果约为可待因的 2 倍，不良反应较可待因少，对乙酰氨基酚为乙酰苯胺类解热镇痛药，主要通过抑制前列腺素的合成、阻断痛觉神经末梢冲动产生镇痛作用，并通过作用于下丘脑体温调节中枢，起解热作用。适用于多种疼痛，包括创伤性疼痛、外科术后疼痛、中度癌性疼痛、肌肉疼痛（如腰痛、背痛、肌风湿病）、头痛、牙痛、痛经、神经痛以及因劳损、扭伤、鼻窦炎等引起的持续性疼痛；也可用于多种剧烈咳嗽，尤其是非炎性干咳以及感冒引起的头痛、发热、咳嗽。

双氢可待因口服后经胃肠道吸收良好，服药后 1 小时达峰值。在肝脏中代谢，由尿排出。半衰期约为 3~4 小时。对乙酰氨基酚口服经胃肠道吸收迅速且完全。0.5~1 小时血药浓度达峰值。约 25% 与血浆蛋白结合，大量或中毒剂量则结合率高达 43%。本品 90%~95% 在肝脏中代谢后以结合物形式从尿排出，中间代谢产物对肝、肾脏有毒性。半衰期约为 2~3 小时。

（二）用法用量

口服：每 4~6 小时服 1~2 片，每次不得超过 2 片，每日最大剂量为 8 片。老年患者需减量服用。

（三）注意事项

①禁用于对本品过敏者、呼吸抑制及有呼吸道梗阻性疾病（尤其是哮喘发作的患者）、颅脑损伤者、孕产妇、12 岁以下儿童。慎用于肝、肾功能损害的患者、甲状腺功能减退的患者、哺乳期妇女。②少数患者会出现恶心，头痛、眩晕及头昏，也可能出现皮疹、瘙痒、便秘。对乙酰氨基酚不良反应可见恶心、呕吐、腹痛、畏食，偶见皮疹、粒细胞缺乏伴血小板减少等。长期大量用药对肝、肾均有损害，肝损害严重者可有脑部症状、昏迷、肝衰竭；肾功能低下者可能出现肾绞痛或急性肾衰竭（少尿、尿毒症）；高铁血红蛋白血症。③双氢可待因具有成瘾性，长期服药后突然停药，可能出现戒断症状。④本品与巴比妥类肝酶诱导药合用，会导致对乙酰氨基酚的代谢增加，中间产物增多，对肝脏的毒性增加。长期大量服用本品，并与阿司匹林或其他非甾体类抗炎合用，会导致肾毒性明显增加。⑤若与抗凝血药（如华法林）合用，可增加抗凝作用。对乙酰氨基酚可延长氯霉素的半衰期，增强其毒性。可增加抗病毒药齐多夫定不良反应发生率。增加中枢神经抑制药对中枢神经的抑制。与食物同用可减少对胃部刺激。

（四）剂型规格

片剂：每片含双氢可待因酒石酸盐 10mg、对乙酰氨基酚 500mg。

六、复方福尔可定

(一)作用用途

本品为复方药物,所含福尔可定为中枢性镇咳药,可选择性作用于延髓咳嗽中枢,抑制咳嗽;盐酸苯丙烯啶是强效 H 受体拮抗药,具有中枢镇定及抗毒蕈碱作用,通过竞争性、可逆性地阻断组胺受体,消除组胺所致过敏反应;盐酸伪麻黄碱为拟交感神经药,可有效对抗鼻充血及咽鼓管充血;愈创木酚甘油醚为祛痰药,能扩张支气管、降低支气管分泌物黏度,从而发挥化痰作用。本品对痰多咳嗽和干咳均有效。临床用于伤风、流感、咽喉及支气管刺激所引起的咳嗽,以及痰多咳嗽、干咳、敏感性咳、流涕、鼻塞和咽喉痛。

(二)用法用量

成人口服:每次 10mL,每日 3～4 次。

儿童口服:2～5 岁,每次 2.5mL,每日 3～4 次;6～12 岁,每次 5mL,每日 3～4 次;12岁以上同成人。

(三)注意事项

①对本品有耐受性者、严重高血压、冠心病患者禁用。②严重肝、肾功能损害者、孕妇慎用。③不良反应偶见口干、恶心、呕吐、胃痉挛、胃肠不适、便秘、嗜睡、头晕等。服药后不宜驾驶车船或操作机械。药物过量可导致神经紧张、头晕或失眠。④本品不可与单胺氧化酶抑制剂合用,因可致血压升高。避免与其他拟交感神经药合用。

(四)剂型规格

溶液剂:每瓶 60mL;150mL。每 5mL 含福尔可定 5mg、盐酸苯丙烯啶 0.6mg、盐酸伪麻黄碱 15mg、愈创木酚甘油醚 50mg。

七、复方磷酸可定溶液

(一)作用用途

本品为黄色澄清口服溶液剂。适用于伤风、流感、上呼吸道感染、咽喉及支气管刺激所引起的咳嗽,痰多咳嗽、干咳、敏感性咳;因感冒、枯草热、过敏性鼻炎引起的流涕、流泪、打喷嚏、鼻塞和咽喉发痒。

(二)用法用量

口服:成人及 12 岁以上儿童:每次二茶匙(10mL),每日 3 次,睡前服四茶匙(20mL)。6～12 岁儿童:每次服 1 茶匙(5mL),每日 3 次,睡前服 2 茶匙(10mL)。2～5 岁儿童:每次服半茶匙(2.5mL),每日 3 次,睡前服 1 茶匙(5mL)。

(三)注意事项

①有严重高血压、冠心病或正服、单胺氧化酶抑制剂的患者禁用;对抗组胺药、愈创木

酚甘油醚、磷酸可待因或拟交感胺类药物过敏者,不宜服用。如有精神紊乱、头晕、瞌睡等症状时,应立即停用。②不良反应有肠胃不适、腹痛、便秘、恶心、呕吐、口干、嗜睡及头晕。③操作机械或驾驶时需谨慎,有严重肝肾功能损害者,需调整剂量。④不宜与单胺氧化酶抑制剂同时服用,停服此类药物2周后方可服用本品。

（四）剂型规格

溶液剂:每5mL含马来酸溴苯那敏2.0mg,磷酸可待因4.5mg,盐酸麻黄碱5.0mg,愈创木酚甘油醚100.0mg。

八、复方磷酸可待因糖浆

（一）作用用途

本品是由盐酸异丙嗪与磷酸可待因组成的复方制剂。两药配伍有协同作用,显示明显的镇咳、抗组胺作用。适用于感冒、流感所致咳嗽。

（二）用法用量

成人及12岁以上儿童,口服:每次5～10mL,每日3次;24小时内不超过30mL。

儿童口服:6～12岁,每次2.5～5mL,每日3次,24小时内不超过15mL。2～6岁,每次1.25～2.5mL,每日3次;24小时内不超过7.5mL。

（三）注意事项

①2岁以下儿童禁用;孕妇、哺乳期妇女、老年人慎用。②长期服用本品可引起依赖性。③少数患者可出现嗜睡、口干。④同时服用单胺氧化酶抑制剂时,本品应减量。

（四）剂型规格

糖浆剂:每瓶100mL,含磷酸可待因200mg,盐酸异丙嗪125mg。

九、那可丁

（一）作用用途

本品是阿片中所含的生物碱,制品为那可丁的盐酸盐。本品过去被列入中枢性镇咳药,但近年来的实验证明,它属于支气管解痉性镇咳药。作用与罂粟碱相似,能解除支气管平滑肌痉挛,抑制肺牵张反射引起的咳嗽。镇咳作用大致与可待因相当,药效可维持4小时。本品虽为阿片中所含的生物碱,但服用后无耐受性和依赖性,无镇痛及中枢抑制作用,相反却具有一定的呼吸中枢兴奋作用。用于刺激性干咳。

（二）用法用量

口服:每次15～30mg,每日3～4次。剧咳时加至每次60mg。肌内注射:每次10mg。

（三）注意事项

①不宜用于痰多的患者。②大剂量可能兴奋呼吸中枢,引起支气管痉挛。③有时可

见微弱的恶心、头痛、嗜睡。

（四）剂型规格

①片剂：每片 15mg。②注射剂：每支 10mg。

十、萘磺酸左丙氧芬

（一）作用用途

本品为非成瘾性中枢镇咳药。其镇咳强度为可待因的 1/5，口服吸收后 2 小时左右血药浓度达峰值，分布于全身各脏器中，经肝脏代谢，生成具活性的 N-去甲左丙氧芬，生物半衰期为 6 小时，代谢产物经肾脏排泄。用于治疗急性或慢性支气管炎等引起的干咳。

（二）用法用量

口服：每次 100mg，每日 3 次。

（三）注意事项

①慎用于从事需要注意力高度集中的患者。患者排痰不畅的情况下应慎用。②偶有恶心、头痛、头昏、倦睡、腹胀和胸闷等，可自行缓解。

（四）剂型规格

胶囊剂：每粒 50mg。

十一、喷托维林

（一）作用用途

本品可直接抑制咳嗽中枢，兼有末梢性镇咳作用，同时还具有轻度解痉作用。吸收后部分药物经呼吸道排出，轻度抑制支气管内的感受器和传入神经末梢；大剂量使用时可使痉挛的支气管平滑肌松弛，降低气道阻力。镇咳作用弱于可待因，但无成瘾性。口服后 30 分钟内起效，药效可维持 4～6 小时。临床适用于急性上呼吸道感染所致的频繁咳嗽及百日咳。

（二）用法用量

口服：成人，每次 25mg，每日 3～4 次。小儿，5 岁以上，每次 6.25～12.5mg，每日 2～3 次。复方咳必清糖浆，每次 10mL，每日 3～4 次。复方咳必清片，每次 1 片，每日 3 次。

（三）注意事项

①禁用于多痰患者、孕妇、哺乳期妇女，慎用于青光眼、心功能不全并伴有肺部瘀血的患者。偶有头晕、头痛、口干、恶心及腹泻等。②本品主要用于刺激性干咳。有少量痰时可合用氯化铵。

（四）剂型规格

①片剂：每片 25mg。②糖浆剂：1.45mg/mL。③颗粒剂：每袋 10g。④复方咳必清糖

浆:每100mL含喷托维林0.2g,氯化铵3g。⑤复方咳必清片:含喷托维林及愈创甘油醚。

十二、羟蒂巴酚

(一)作用用途

本品为中枢性镇咳药,镇咳作用强于可待因,起效迅速而持久,一次用药可维持作用达6～8小时。用于急慢性支气管炎、肺结核及肺癌等引起的咳嗽,对干咳的效果尤为显著。

(二)用法用量

①口服:每次2mg,每日3次。②皮下注射或肌内注射:每次2mg,每日1～2次。

(三)注意事项

①偶有恶心、呕吐、便秘、腹痛、头晕、头痛、嗜睡等不良反应。②有成瘾性,应控制使用。

(四)剂型规格

①片剂:每片2mg。②注射剂:每支2mg。

十三、氯哌斯汀

(一)作用用途

本品为非成瘾性中枢性镇痛药,是苯海拉明的类似物。主要抑制咳嗽中枢,也具 H_1 受体阻断作用,可轻度缓解支气管平滑肌痉挛及支气管黏膜充血、水肿。其镇咳作用不如可待因,但无成瘾性、耐受性。口服20～30分钟起效,可维持3～4小时。适用于急性上呼吸道炎症、慢性支气管炎及结核病等导致的频繁咳嗽。

(二)用法用量

成人口服:每次10～30mg,每日3次。

儿童口服:每次0.5～1.0mg/kg体重,每日3次。

(三)注意事项

偶有轻度口干、嗜睡等。

(四)剂型规格

片剂:每片5mg;10mg。

十四、氯苯达诺

(一)作用用途

本品具中枢性镇咳作用,兼有抗组胺与阿托品样作用,能减轻支气管平滑肌痉挛及支气管黏膜充血性水肿。适用于急性呼吸道感染导致的干咳和阵咳。

(二)用法用量

口服:每次 25mg,每日 3~4 次,儿童酌减。

(三)注意事项

偶有荨麻疹、头晕、恶心等不良反应。

(四)剂型规格

片剂:每片 25mg。

十五、苯丙哌林

(一)作用用途

本品为非麻醉性镇咳剂。能直接抑制咳嗽中枢,同时具有解除罂粟碱样平滑肌痉挛作用。本品作用强于可待因 2~4 倍,且无呼吸抑制。口服易吸收,服后 15~20 分钟起效,疗效持续 4~7 小时,无成瘾性。可用于治疗急性支气管炎及各种原因引起的咳嗽,对刺激性干咳效果好,同时亦具祛痰作用。常用本品磷酸盐。

(二)用法用量

口服:每次 20~40mg,每日 3 次。

(三)注意事项

①对本品过敏者禁用,孕妇慎用。②偶有口干、胃部烧灼感、食欲缺乏、乏力、头晕、药疹等不良反应。③口服时切勿嚼碎,以免引起口腔麻木。

(四)剂型规格

①片剂:每片 20mg。②冲剂:每袋 20mg。③胶囊剂:每粒 20mg。

十六、普罗吗酯

(一)作用用途

本品为非成瘾性中枢性镇咳药,可缓解气管平滑肌痉挛并有一定的镇静作用。适用于各种原因引起的咳嗽,对轻、中度咳嗽的疗效较重度好,对急性支气管炎、上呼吸道感染的疗效较慢性支气管炎好。因具有镇静作用,尤适用于止咳。

(二)用法用量

口服:每次 250mg,每日 3 次。

(三)注意事项

偶有口干、恶心及胃部不适等不良反应。

（四）剂型规格

片剂：每片 250mg。

十七、奥昔拉定

（一）作用用途

本品为非成瘾性中枢性镇咳药,能选择性抑制咳嗽中枢,并具有表面麻醉作用和解痉作用。适用于各种原因引起的咳嗽,尤其是上呼吸道感染、急性支气管炎引起的咳嗽。常用本品枸橼酸盐。

（二）用法用量

口服：每次 10～20mg,每日 4 次。

（三）注意事项

①心功能不全及肺瘀血患者慎用。②可见恶心、嗜睡、头晕等不良反应。

（四）剂型规格

片剂：每片 10mg;20mg。

十八、依普拉酮

（一）作用用途

本品兼具中枢性与末梢性镇咳作用。还有镇静、局麻、解痉作用及较强的黏痰溶解作用。适用于急、慢性支气管炎、肺炎和肺结核等引起的咳嗽。

（二）用法用量

口服：每次 40～80mg,每日 3～4 次。

（三）注意事项

偶见头晕、口干、恶心、胃部不适等不良反应。

（四）剂型规格

片剂：每片 40mg。

十九、齐培丙醇

（一）作用用途

本品为非麻醉性中枢性镇咳药,兼有局麻、解痉及黏痰溶解作用,且不抑制呼吸中枢。其镇咳作用强度在可待因与喷托维林之间。可用于各种原因引起的咳嗽。

（二）用法用量

口服：每次 75mg,每日 3 次。

（三）注意事项

未见有明显不良反应。

（四）剂型规格

片剂：每片 75mg。

二十、二氧丙嗪

（一）作用用途

本品具有较强的镇咳作用，其强度与可待因相似。兼有解痉平喘作用及一定的祛痰作用。服药后30～40分钟起效，维持时间为 4～8 小时。适用于急、慢性支气管炎和各种疾病引起的咳嗽，也用于荨麻疹、过敏性哮喘及皮肤瘙痒等的治疗。常用本品盐酸盐。

（二）用法用量

口服：每次 5～10mg，每日 2～3 次；极量，每次 10mg，每日 3 次。1 个月为一疗程。

（三）注意事项

①癫痫、肝功能不全者慎用。②部分患者有轻微困倦、乏力及催眠等反应。驾驶车辆及高空作业者慎用。③本品治疗量与中毒量接近应注意。

（四）剂型规格

片剂：每片 5mg。

二十一、福米诺苯

（一）作用用途

本品为中枢性镇咳药，在抑制咳嗽中枢的同时，兼有兴奋呼吸中枢、增强肺通气的作用，毒性低，耐受性好，且无成瘾性。可用于各种原因引起的慢性咳嗽与呼吸困难，以及小儿顽固性百日咳。

（二）用法用量

口服：每次 80～160mg，每日 3 次。

（三）注意事项

有效剂量时未发现不良反应，大剂量时可导致血压下降。

（四）剂型规格

片剂：每片 80mg。

二十二、苯佐那酯

（一）作用用途

本品结构与可待因相近，有局部麻醉作用。通过抑制肺-迷走神经反射，阻断咳嗽反射的传入。可用于治疗急性支气管炎、支气管哮喘、肺炎、肺癌等引起的刺激性干咳、阵咳。

（二）用法用量

口服：每次 50～100mg，每日 3 次。

（三）注意事项

①多痰患者禁用。②偶有嗜睡、恶心、头晕、胸部不适及药疹等不良反应。③口服时切勿嚼碎，以免引起口腔麻木。

（四）剂型规格

片剂：每片 25mg；50mg。

二十三、匹考哌林

（一）作用用途

本品为非成瘾性中枢性镇咳药，兼有缓解支气管痉挛作用。镇咳效果类似可待因，但抑制肠蠕动作用较弱，且无成瘾性。临床上用于治疗感冒、咽喉炎、支气管炎、肺炎及肺结核等引起的咳嗽。

（二）用法用量

口服：每次 30～60mg。

（三）注意事项

不良反应有头痛、食欲缺乏、恶心、便秘等。

（四）剂型规格

片剂：每片 30mg。

二十四、氯丁替诺

（一）作用用途

本品为中枢性镇咳药，作用强度介于可待因与氯哌斯汀之间，但不抑制呼吸且无成瘾性，可用于治疗慢性支气管炎、肺结核、肺癌及支气管扩张等引起的咳嗽。

（二）用法用量

①口服：每次 40mg，每日 3 次。②皮下注射、肌内注射：每次 20mg。

（三）注意事项

口服可出现恶心、食欲缺乏、便秘等不良反应；注射时可出现一过性下半身麻木。

（四）剂型规格

①片剂：每片 40mg。②注射剂：每支 20mg。

二十五、地布酸钠

(一)作用用途

本品既可抑制咳嗽中枢,又可抑制咳嗽冲动的传入途径,同时还有一定的祛痰作用。临床上用于上呼吸道感染引起的咳嗽。

(二)用法用量

口服:每次 0.03～0.1g,每日 3 次;饭后及睡前服。极量,每日 1～2g,分 6 次服用。

(三)注意事项

应注意调整用药剂量,过大时可出现呕吐、食欲缺乏、腹泻等。

(四)剂型规格

片剂:每片 0.03g;0.1g。

二十六、替培啶

(一)作用用途

本品通过促进支气管分泌及气管纤毛的运动而使痰液变稀易于咳出,发挥祛痰作用,同时还有较强的中枢性镇咳作用,通过抑制延髓的咳嗽中枢,使其降低对外周刺激的感受性。临床上用于急、慢性支气管炎、肺炎等所致的咳嗽。常用本品枸橼酸盐。

(二)用法用量

口服:每次 30mg,每日 3 次。

(三)注意事项

偶见头晕、嗜睡、胃部不适、瘙痒等不良反应。

(四)剂型规格

片剂:每片 15mg;30mg。

二十七、地美索酯

(一)作用用途

本品的镇咳作用较可待因弱,兼有局麻作用与解痉作用,适用于急性呼吸道炎症引起的咳嗽。

(二)用法用量

口服:每次 25～50mg,每日 3 次。

(三)注意事项

①不宜用于多痰患者;肝功能异常患者慎用。②不良反应有头晕、唇麻、嗜睡等。

（四）剂型规格

片剂:每片 25mg。

二十八、右美沙芬

（一）作用用途

本品为中枢性镇咳药,通过抑制延髓咳嗽中枢而产生作用。镇咳作用与可待因相似,但无镇痛作用,也无成瘾性。毒性低,治疗剂量时不抑制呼吸。本品口服吸收良好,服药后 15～30 分钟起效,可持续 3～6 小时。临床适用于治疗感冒、急性支气管炎、支气管哮喘及上呼吸道感染时的咳嗽,尤其适用于干咳。

（二）用法用量

口服:每次 10～20mg,每日 3～4 次。缓释片,每次 30mg,每日 2 次。肌内注射:每次5～10mg,每日1～2次。

（三）注意事项

3 个月内孕妇禁用,3 个月以上慎用;精神病史者禁用;心、肝、肺功能不全,痰多患者慎用。勿过量服用,24 小时不应超过 8 片。不可与单胺氧化酶抑制剂并用。

（四）剂型规格

①片剂:每片 10mg,15mg。②缓释片剂:每片 15mg;30mg。③注射剂:每支 5mg。

二十九、异米尼尔

（一）作用用途

本品为中枢性镇咳药,兼有松弛支气管平滑肌作用及轻微的镇痛作用,镇咳作用优于可待因,局部麻醉作用与普鲁卡因相近。临床用于各种原因引起的咳嗽。

（二）用法用量

口服:每次 40mg,每日 3 次。

（三）注意事项

偶有食欲缺乏、胃部不适、恶心呕吐、便秘、腹泻等胃肠道反应及皮疹等不良反应。

（四）剂型规格

片剂:每片 40mg。

三十、普诺地嗪

（一）作用用途

本品为末梢性止咳药,与可待因相似,但无成瘾性。有局部麻醉作用,可解除平滑肌痉挛而起到镇咳作用,同时具有一定的消炎作用。用于上呼吸道感染、急慢性支气管炎、哮喘及肺气肿等导致的频繁咳嗽,也可用于气管镜检查。

(二)用法用量

成人口服:每次 100～200mg,每日 3～4 次。

儿童口服:每次 25～50mg,每日 3 次。

(三)注意事项

应吞服,不可嚼碎,以免引起口腔麻木。

(四)剂型规格

片剂:每片 25mg。

三十一、左旋羟苯哌嗪

(一)作用用途

本品镇咳效果与消旋羟苯哌嗪相同,但不良反应明显降低,几乎没有羟苯哌嗪及其类似镇咳药的中枢镇静作用,对心血管系统和呼吸系统也不产生任何明显作用。如呼吸抑制、加重支气管收缩和增加呼吸道分泌物黏度、抑制呼吸道纤毛运动等。本品镇咳作用随剂量增加而增加,既可减少咳嗽频率,还可降低咳嗽强度和时间。用于各种原因引起的咳嗽。

(二)用法用量

口服:每次 60mg(10mL),每日 3 次。

(三)注意事项

少数患者可产生轻微短暂的中枢抑制作用,无须停药。

(四)剂型规格

糖浆剂:0.6%,每瓶 100mL。

三十二、舍雷肽酶

(一)作用用途

本品具有抗炎、消除肿胀作用,能迅速分解变性蛋白质、缓激肽原及纤维素凝块,使脓、痰、血凝块等液化变稀,易于排出,加速创面净化,促进新生组织。用于术后及外伤的消炎、镇痛,肺及支气管炎性肿痛。

(二)用法用量

口服:每次 5～10mg,每日 3 次,饭后服。

(三)注意事项

①偶见皮疹,罕见鼻出血、痰血。②偶有恶心、呕吐、腹泻等。③严重肝、肾疾病患者

及凝血异常患者慎用。④与抗凝药并用可增强抗凝作用。

（四）剂型规格

片剂：每片 5mg；10mg。

三十三、复方甘草合剂

（一）作用用途

本品为复方制剂，主要成分为甘草流浸膏、樟脑、八角茴香油及苯甲酸钠等。具有镇咳祛痰作用。适于一般性咳嗽及上呼吸道感染、急性支气管炎初期的咳嗽。本品尚有片剂，作用与应用同复方甘草合剂。

（二）用法用量

成人口服：片剂，每次 2 片，每日 3 次；溶液剂，每次 10mL，每日 3 次。
儿童口服：每次 0.5～1 片，每日 3 次。溶液剂，每次 1mL，每日 3 次。

（三）注意事项

儿童应选用不含阿片的制剂。

（四）剂型规格

①复方甘草合剂：每瓶 100mL。②氨棕合剂：每 100mL 棕色合剂含 3g 的氯化氨。③复方甘草片（含阿片）：每片含阿片粉 0.004g，儿童不宜服用。

三十四、复方桔梗片

（一）作用用途

本品为复方制剂，主要成分有桔梗及阿片粉等，具镇咳、祛痰作用。临床用于急慢性支气管炎及其他有痰的咳嗽。

（二）用法用量

口服：每次 1～2 片，每日 1～3 次；极量，每次 6 片。

（三）注意事项

①严重肝功能不全、肺源性心脏病、支气管哮喘患者、婴儿及哺乳期妇女禁用。②每片含有阿片粉 30mg，相当于无水吗啡 2.7～3.3mg，长期使用有成瘾性，应按麻醉药品管理。

（四）剂型规格

片剂：每片含阿片粉 30mg，桔梗粉 90mg，硫酸钾 180mg。

三十五、肺力咳胶囊

（一）作用用途

本品是由梧桐根、红花龙胆、红管药、白花蛇舌草、前胡、百部、黄芩组成的中药复方制剂。本品具有止咳平喘、清热解毒、顺气祛痰功能。临床用于咳喘痰多、呼吸不畅,以及急、慢性支气管炎、肺气肿等。

(二)用法用量

口服:每次 3~4 粒,每日 3 次或遵医嘱。

(三)注意事项

孕妇慎用。

(四)剂型规格

胶囊剂:每粒 0.3g。

三十六、牡荆油滴丸

(一)作用用途

本品具有较强的祛痰、镇咳作用;还有较弱的平喘作用及抗炎、抗过敏作用。用于治疗慢性支气管炎。

(二)用法用量

口服:每次 20~40mg,每日 3 次。

(三)注意事项

用药初期部分患者有口干、咽燥、胃部不适、头晕等不良反应。不需停药,数日后即可自行消失。

(四)剂型规格

胶丸剂:每粒 20mg。

三十七、牡荆油乳

(一)作用用途

本品是从牡荆的鲜叶和果实中提取的一种挥发油。具有较强的祛痰、镇咳作用,亦有较弱的平喘作用。同时尚有一定的抗炎、抗过敏和促进气管、支气管黏膜上皮病变组织修复作用。可使痰液变稀,使痰内中性粒细胞、嗜酸性粒细胞明显减少,纤毛柱状上皮细胞亦相应减少,变性坏死程度明显减轻。用于慢性支气管炎患者的祛痰、止咳、平喘。

(二)用法用量

口服:每次 20~40mg,每日 3 次。

(三)注意事项

部分患者初用药时有口干、咽燥、胃部不适和头晕等反应,用药数日后自行消失,不需停药。

（四）剂型规格

稠乳剂:每支 40mg(2mL)。

三十八、小儿感冒宁糖浆

（一）作用用途

本品是由金银花、连翘、牛蒡子、薄荷、荆芥穗、黄芩、栀子(炒)、苦杏仁、桔梗、前胡、山楂(焦)、芦根、白芷、六神曲(焦)、麦芽(焦)等组成的中药复方制剂。本品具有疏散风热、清热止咳功能。用于小儿感冒发热、汗出不爽、鼻塞流涕、咳嗽咽痛。

（二）用法用量

口服:初生儿～1 岁,每次 5mL;2～3 岁,每次 5～10mL;4～6 岁,每次 10～15mL;7～12 岁,每次 15～20mL;每日 3～4 次,或遵医嘱。

（三）注意事项

用前应仔细阅读说明书,并按说明书的方法使用或在医师和药师指导下用药。

（四）剂型规格

糖浆剂:每瓶 100mL。

三十九、健儿婴童咳水

（一）作用用途

本品是复方制剂,由美沙芬、扑尔敏等组成。美沙芬属中枢神经镇咳药,作用于延脑咳嗽中枢,成瘾性较其他同类型镇咳剂低。口服 0.5 小时开始起效,有效时间约 6 小时。扑尔敏为抗组胺药,能有效地舒缓因呼吸道感染或过敏引起的症状。适用于因呼吸道感染或过敏引起的伤风、感冒、喉炎、咽炎、气管炎等所出现的症状,如咳嗽、痰多、流鼻涕等。

（二）用法用量

儿童口服:3～6 个月婴儿,每次 2.5mL;6～12 个月,每次 2.5～5mL;1～3 岁,每次 5mL;3～5 岁,每次5～7.5mL;5 岁以上,每次 10mL。每 6 小时 1 次。

（三）注意事项

①患有窄角型青光眼、尿潴留及前列腺肥大儿童慎用。急性气喘及对本品过敏者不宜服用。②个别患者会出现轻微的胃肠不适、昏睡、视物模糊、排尿不畅、口干、胸部微紧、血压稍降、耳鸣、抽筋及对光线过于敏感等反应。③本品不可和单胺氧化酶抑制剂合用。

（四）剂型规格

合剂:每瓶 120mL。每瓶含氢溴酸美沙芬 4.5mg,扑尔敏 2mg,枸橼酸钠 60mg,氯化铵 30mg,枸橼酸 6mg。

四十、联邦小儿止咳露

(一)作用用途

本品为复方制剂,具镇咳、祛痰、抗过敏等作用。用于小儿感冒、支气管炎等引起的咳嗽、痰多、鼻塞、流涕等。

(二)用法用量

口服:15 岁以上,每次 10~15mL;8~10 岁,每次 8~10mL;4~7 岁,每次 5~8mL;2~3 岁,每次 5mL;1~2 岁,每次 3~4mL,每日 3 次;1 岁以下遵医嘱。

(三)注意事项

①偶见多汗现象。②本因,故不可长期使用,以免产生依赖性。

(四)剂型规格

糖浆剂:每 5mL 中含盐酸异丙嗪 5mg、愈创木酚磺酸钾 50mg、盐酸麻黄碱 4mg、磷酸可待因 5mg。

四十一、联邦止咳露

(一)作用用途

本品主要成分为可待因,其他还有麻黄素、扑尔敏、氯化铵。具有协同的镇咳、祛痰、平喘、抗过敏作用。用于急慢性支气管炎、伤风感冒、流感、百日咳、哮喘及过敏引起的咳嗽。

(二)用法用量

口服:每次 10~20mL,每日 3 次;儿童,8~12 岁,每次 10mL;4~8 岁,每次 8mL;2~4 岁,每次 6mL;1~2 岁,每次 4mL。

(三)注意事项

①对本品成分过敏者禁用;孕妇、哺乳期妇女、1 岁以下幼儿及老年人、驾驶人员及机械操作者慎用。②偶有口干、便秘、头晕、心悸、困倦等不良反应。③本品含可待因,长期使用可能产生依赖性。

(四)剂型规格

溶液剂:每 5mL 中含磷酸可待因 5mg,盐酸麻黄素 4mg,氯化铵 110mg,扑尔敏 1mg。

四十二、急支糖浆

(一)作用用途

本品为中药复方制剂,兼有止咳化痰与抗菌消炎的协同作用。用于治疗急性支气管炎、慢性支气管炎的急性发作及小儿支气管炎等。

(二)用法用量

口服:每次 20～30mL,每日 3～4 次;小儿酌减。

(三)注意事项

无明显不良反应。

(四)剂型规格

糖浆剂:每瓶 100mL。

四十三、可愈糖浆

(一)作用用途

本品是以磷酸可待因和愈创木酚甘油醚为主要成分配制的糖浆剂。具有明显的镇咳作用,并有一定的祛痰功效。用于感冒、流行性感冒及气管炎、支气管炎、咽炎、喉炎、肺炎、百日咳等病引起的咳嗽。

(二)用法用量

12 岁以上儿童及成人口服:每次 10mL,每日 4 次,24 小时不得超过 40mL。

儿童口服:6～12 岁,每次 5mL,每日 4 次,24 小时不得超过 20mL;2～6 岁,每次 2.5mL,每日 4 次,24 小时不得超过 10mL。

(三)注意事项

①偶有恶心、胃肠不适、便秘、困倦。②对本品成分过敏者禁用。③长期应用可引起依赖性。④孕妇、哺乳期妇女及老年人慎用,2 岁以下儿童不宜服用。⑤与单胺氧化酶抑制剂合用时,本品应减量。

(四)剂型规格

糖浆剂:每瓶 100mL,每毫升含磷酸可待因 2mg,愈创木酚甘油醚 20mg。

四十四、菲迪克咳嗽止咳糖浆

(一)作用用途

本品为复方制剂,由抗过敏药、收缩鼻黏膜血管药、止咳药及祛痰药组成,具有较强的镇咳作用,起效快且无嗜睡的不良反应。临床用于治疗感冒伤风及上呼吸道感染引起的各种过敏及痰、咳、喘症状,也可用于急性支气管炎、慢性支气管炎急性发作。

(二)用法用量

成人:口服:每次 15～20mL,每日 3 次。儿童:13 岁以上,每次 10～15mL;6～12 岁,每次 10mL;1～5 岁,每次 3～5mL;1 岁以下遵医嘱。

(三)注意事项

不良反应轻微,偶有口干、恶心。

(四)剂型规格

糖浆剂:每瓶 120mL(成人一日量含曲普利定 84mg,麻黄素 84mg,可待因 60mg,愈创木酚磺酸钾 84mg)。

四十五、大可通

(一)作用用途

本品系从成树中提取有效成分,再配以抗组胺类药物制备的中西药结合的复方制剂,具有止咳、化痰、消炎、平喘作用。用于治疗急性支气管炎、慢性支气管炎、支气管哮喘、感冒咳嗽、百日咳及各种原因引起的咳嗽。

(二)用法用量

口服:每次 1 粒,每日 3 次;小儿酌减。

(三)注意事项

偶有轻度嗜睡反应。服药后不宜从事驾驶车辆、操作机器等活动。

(四)剂型规格

胶囊剂:每粒含成树干浸膏 360mg,扑尔敏 1.4mg。

第三节　平喘药

平喘药是指能作用于哮喘发病的不同环节,以缓解或预防哮喘发作的药物。分为 5 类:①β 肾上腺素受体激动剂;②M 胆碱受体拮抗剂;③磷酸二酯酶抑制剂;④过敏介质阻释剂;⑤肾上腺皮质激素类。

一、β 肾上腺素受体激动剂

β 肾上腺素受体激动剂分为非选择性 β 肾上腺素受体和选择性 β_2 肾上腺素受体激动剂。能激动呼吸道 β_2 受体,激活腺苷酸环化酶,增加环磷腺苷(cAMP),减少游离 Ca^{2+},松弛支气管平滑肌,抑制过敏反应介质释放,增强纤毛运动,降低血管通透性,发挥平喘作用。

(一)麻黄碱

1.药理作用

激动肾上腺素 α 和 β 受体,收缩皮肤、黏膜血管,扩张冠状动脉和脑血管,增强心收缩力,松弛支气管平滑肌。

2.临床应用

用于预防支气管哮喘发作和缓解轻度哮喘发作,鼻黏膜充血、肿胀引起的鼻塞、低血压。

3.用法用量

(1)支气管哮喘:口服,每次 15~30mg,3 次/天,极量 150mg/d。皮下或肌内注射,每次 15~30mg,一日 45~60mg,极量 150mg/d。

(2)鼻塞、鼻黏膜充血水肿:滴鼻,2~3 滴。

(3)硬膜外麻醉、蛛网膜下隙麻醉时维持血压:麻醉前皮下或肌内注射 20~50mg。慢性低血压症,口服,2~3 次/天,每次 20~50mg。

4.不良反应

长期大量使用,引起震颤、焦虑、失眠、头痛等。

5.注意事项

甲状腺功能亢进、高血压。动脉硬化、心绞痛等禁用。短期反复使用可致快速耐受现象。

6.制剂规格

注射剂:30mg(1mL);50mg(1mL)。片剂:15mg;25mg;30mg。滴鼻剂:0.5%;1%。滴眼剂:1%。

(二)沙丁胺醇

1.药理作用

选择性 β_2 受体激动剂。能选择性激动支气管平滑肌的 β_2 受体,有较强的支气管扩张作用,其支气管扩张作用比异丙肾上腺素强约 10 倍,而增加心率作用仅为异丙肾上腺素的1/10,能有效抑制组胺和致敏性慢反应物质的释放,防止支气管痉挛。

2.临床应用

适用于支气管哮喘或喘息型支气管炎等伴有支气管痉挛的呼吸道疾病。制止发作多用气雾吸入,预防发作可口服。

3.用法用量

口服:成人 1 次 2~4mg,3 次/天;儿童 1 次 0.1~0.15mg/kg,2~3 次/天。气雾吸入:1 次0.1~0.2mg,必要时 4 小时可重复 1 次,24 小时内不宜超过 8 次。粉雾吸入:1 次0.4mg,3~4 次/天,儿童减半。肌内注射:1 次0.4mg,间隔 4 小时可重复注射。静脉注射:1 次0.4mg,用 5%葡萄糖注射液或生理盐水稀释后缓慢注射。

4.不良反应

对心脏及中枢神经系统的兴奋作用,如头痛、头晕、失眠,偶见肌肉和手指震颤、心悸、血压波动等。长期使用能产生耐药性,可能加重哮喘。可能引致严重的血钾过低症。超量中毒的早期表现为心动过速、血压波动、情绪烦躁不安等,减量后立即消失。

5.注意事项

心血管功能不全、高血压、糖尿病和甲状腺功能亢进患者、甲状腺毒症患者及孕妇慎用。本品不宜和β受体阻断药(如普萘洛尔)、茶碱类及其他肾上腺素受体激动剂合用。对抛射物氟利昂过敏患者禁用气雾剂。急性严重哮喘患者,须注意血钾降低的不良效应,因为同时服用黄嘌呤诱导药,类固醇和利尿药以及出现缺氧情况,均会使血钾过低情况转剧。对其他肾上腺素激动剂过敏者可能对本品呈交叉过敏。不宜长期用药或反复过量给药。

6.制剂规格

片剂:2mg。控释制剂:4mg;8mg。气雾剂:0.2%(g/g)。气雾剂:每撤100mg,含200撤。注射液:0.48mg(2mL)。

(三)特布他林

1.药理作用

为选择性β₂受体激动剂。其支气管扩张作用与沙丁胺醇相似,对心脏的兴奋作用仅为异丙肾上腺素的1/100,于哮喘患者,本品2.5mg平喘作用与25mg麻黄碱相当。

2.临床应用

适用于支气管哮喘、慢性喘息性支气管炎、阻塞性肺气肿和其他伴有支气管痉挛的肺部疾病。连续静脉滴注本品可抑制子宫收缩,预防早产。也可用于胎儿窒息。

3.用法用量

(1)成人:①口服:每次2.5~5mg,每日3次;儿童酌减。②皮下注射:每次0.25mg,必要时可重复注射一次,但4小时内总量不得超过0.5mg。③气雾吸入:每6小时1吸,严重病例可增加至3吸,最大剂量24小时内不超过12吸。

(2)5~12岁儿童:气雾吸入:每6小时1吸,严重病例可增加至2吸,最大剂量24小时内不超过8吸。

4.不良反应

不良反应轻微,有手指震颤、口干、鼻塞、胸闷等,个别患者可有心悸,可耐受。与其他拟交感神经药合用可加重不良反应。

5.注意事项

对本品及其他肾上腺素受体激动剂过敏者禁用。未经控制的甲状腺功能亢进、糖尿病、高血压、冠心病、癫痫患者慎用。孕妇需在医师指导下使用。本药不宜与非选择性β受体阻断药合用。

6.制剂规格

片剂:1.25mg;2.5mg;5mg。气雾剂:5mg(2mL)。

(四)氯丙那林

1.药理作用

为选择性β₂受体激动剂,选择性不如沙丁胺醇。有明显的支气管舒张作用,对心脏的兴奋作用约为异丙肾上腺素的 1/3。

2.临床应用

用于支气管哮喘、哮喘型支气管炎、肺气肿等气道阻塞性疾病。缓解呼吸困难,改善肺功能。

3.用法用量

口服,1 次 5～10mg,3 次/天。预防夜间发作,睡前加服 5～10mg。气雾吸入,1 次 6～10mg。

4.不良反应

常见为轻微头痛、手指震颤、头痛及胃肠道反应。继续服药后多能自行消失。

5.注意事项

冠心病、甲状腺功能亢进、心律失常、高血压患者慎用。

6.制剂规格

片剂:5mg。气雾剂:2%。

(五)丙卡特罗

1.药理作用

为强效选择性 β_2 受体激动剂。其支气管扩张作用强于异丙肾上腺素,选择性优于沙丁胺醇。还具有较强的抗过敏和促进呼吸道纤毛运动的作用。

2.临床应用

防治支气管哮喘、喘息性支气管炎和慢性阻塞性肺疾病所致的喘息症状。

3.用法用量

成人口服,睡前服 1 次 50μg 或早晚各服 1 次,1 次 50μg;6 岁以上儿童,睡前服 1 次 25μg 或早晚各服 1 次,1 次 25μg;6 岁以下儿童按 1.25μg/kg,2 次/天服用。

4.不良反应

偶见心悸、心律失常、面色潮红、头痛、眩晕、耳鸣、恶心、胃部不适、口渴、鼻塞、疲倦、皮疹等。

5.注意事项

与肾上腺素及异丙肾上腺素等儿茶酚胺并用会引起心律失常,应避免合用。孕妇和婴幼儿、甲状腺功能亢进、高血压、心脏病和糖尿病患者慎用。本品有抑制过敏反应引起的皮肤反应作用,故评估皮肤试验反应时,应考虑到本品的影响。应避光密闭保存。

6.制剂规格

片剂:25μg;50μg。

(六)克仑特罗

1.药理作用

为强效选择性 β_2 受体激动剂,支气管扩张作用约为沙丁胺醇的 100 倍,对心脏 β_1 受体作用较弱。本品尚有较强的抗过敏、增强支气管纤毛运动和促进痰液排出作用。

2.临床应用

防治哮喘型慢性支气管炎、支气管哮喘、肺气肿等呼吸疾病所致的支气管痉挛。

3.用法用量

口服,1次 20～40μg,3次/天。舌下含服,1次 60～120μg,先含服,待哮喘缓解后,所余部分用温开水送下。静脉注射,1次 20～40μg。直肠给药,1次 60μg,2次/天,睡前给药1次。气雾吸入,1次 10～20μg,3～4次/天。

4.不良反应

有短暂头晕、轻度手指震颤、心悸,继续用药可自行消失。

5.注意事项

甲状腺功能亢进、心律失常、高血压患者慎用。

6.制剂规格

片剂:20μg;40μg。膜剂:60μg 速效膜;120μg 缓释长效膜。气雾剂:1.96mg(100mL)。

二、黄嘌呤类药物

黄嘌呤类生物碱能抑制磷酸二酯酶的活性。茶碱类药物口服使用普遍,具有适度舒张支气管、改善膈肌功能和改善支气管黏液纤毛清除功能的作用。但起效慢,不适用于急性发作期。

(一)氨茶碱

1.药理作用

松弛支气管平滑肌,抑制过敏介质释放,在解痉的同时减轻支气管黏膜的充血和水肿,增加呼吸肌和心肌的收缩力,舒张冠状动脉、外周血管和胆管平滑肌,增加肾血流量和肾小球滤过率,具有利尿作用。

2.临床应用

适用于支气管哮喘、喘息型慢性支气管炎、阻塞性肺气肿、急性心功能不全和心源性哮喘及胆绞痛等。

3.用法用量

口服:成人 1 次 0.1～0.2g,1 天 0.3～0.6g,极量 1 次 0.5g,1 天 1g;儿童 1 次 3～5mg/kg,3 次/天。肌内注射或静脉注射:1 次 0.25～0.5g,1 天 0.5～1g,极量 1 次 0.5g;儿童 1 次 2～3mg/kg,以 5%葡萄糖注射液稀释,静脉缓慢滴注。直肠给药:1 次 0.3～0.5g,1～2 次/天。

4.不良反应

恶心呕吐、胃部不适、食欲减退、头痛、烦躁、激动不安、失眠等。

5.注意事项

对本品、乙二胺、茶碱过敏者禁用,急性心肌梗死伴血压显著降低者、严重心律失常者、活动性消化溃疡者禁用。与四环素类、喹诺酮类抗菌药、克拉霉素、林可霉素、维拉帕米合用,其血药浓度增高;咖啡因及其他黄嘌呤类药物可增加氨茶碱的作用和潜在毒性;氨茶碱能加速锂的排泄,降低锂盐的疗效;与洋地黄类药物合用,能增强后者的心脏毒性,合用时应根据不同情况调整药物剂量。静脉输液不应与维生素C、促皮质激素、去甲肾上腺素、四环素族盐酸盐配伍。不可露置空气中,以免失效。

6.制剂规格

片剂:0.05g;0.1g。注射剂:0.125g(2mL);0.25g(2mL);0.25g(10mL)。栓剂:0.25g。

(二)多索茶碱

1.药理作用

非腺苷受体拮抗剂。有明显的抑制磷酸二酯酶作用,对支气管平滑肌的松弛作用较氨茶碱强 10~15 倍,有镇咳作用。

2.临床应用

用于支气管哮喘、喘息性支气管炎及其他伴支气管痉挛的肺部疾病。

3.用法用量

口服:每天 2 片或每天 2 次,每次 1~2 粒胶囊或每天 1~3 包散剂冲服。急症可先注射 100mg,之后每 6 小时静脉注射 1 次或每天静脉滴注 300mg。

4.不良反应

有头痛、失眠、易怒、心悸、心动过速、期前收缩、食欲缺乏、恶心呕吐、上腹不适或疼痛、高血糖及尿蛋白。

5.注意事项

大剂量给药可引起血压下降。

6.制剂规格

片剂,胶囊剂:200mg;300mg。散剂:200mg。注射剂:100mg(10mL);0.3g(100mL)。

(三)二羟丙茶碱

1.药理作用

有平喘、强心、利尿作用,但均不及氨茶碱。支气管扩张作用仅及茶碱的 1/5,心脏的不良反应为氨茶碱的 1/10~1/20。

2.临床应用

应用同氨茶碱,是哮喘伴心动过速者的首选药。可用于因胃肠道刺激症状明显、不能耐受氨茶碱的病例。

3.用法用量

口服:1 次 0.2g,3 次/天;肌内注射,1 次 0.25g 或 0.5g。

静脉滴注:1 天 1~2g 加入 5%葡萄糖注射液 2000~4000mL 中静脉滴注。

4.不良反应

偶有口干、恶心、心悸和多尿反应。大剂量有中枢兴奋作用,可用镇静药拮抗。

5.注意事项

不宜和氨茶碱同用。

6.制剂规格

片剂:0.2g。注射液:0.25g(2mL)。

(四)茶碱

1.药理作用

为 PDE 抑制剂,作用同氨茶碱。

2.临床应用

适用于支气管哮喘、心源性哮喘,尤适于不能用肾上腺素的哮喘患者,也可用于心绞痛、胆绞痛、心源性水肿。

3.用法用量

口服:成人 1 次 0.1～0.2g,3～4 次/天;极量 1 次 0.3g,1 天1.0g。直肠给药(栓剂):1次0.25～0.5g。

4.不良反应

不良反应同氨茶碱。对胃黏膜刺激性比氨茶碱大,宜饭后服或采用缓释片。

5.注意事项

消化性溃疡、急性心肌梗死、休克及茶碱过敏的患者禁用。孕妇及哺乳期妇女慎用。长期使用茶碱缓释剂者,建议做茶碱血药浓度监测。

6.制剂规格

控释片:0.1g;0.2g;0.25g。栓剂:0.25g。溶液剂:0.08g(15mL)。混悬剂:0.1g(5mL)。

三、M 胆碱受体拮抗剂

M胆碱受体拮抗剂可抑制胆碱能神经功能偏亢现象。主要应用的是异丙托溴铵、异丙东莨菪碱等异丙化的抗胆碱药。

(一)异丙托溴铵

1.适应证

用于慢性阻塞性肺部疾病的缓解和维持治疗。

2.应用

①喷雾剂(成年人和 14 岁以上儿童):2 喷/次,3～4 次/天或每 4 小时 1 次,严重者可2～3 喷/次,每 2 小时重复应用 1 次。②雾化吸入液(成年人和 14 岁以上儿童):0.4～2mL/次,置雾化器中吸入至症状缓解。③14 岁以下儿童:0.2～1mL/次,依上法应用。

3.不良反应和注意事项

类似阿托品,可引起心悸、头痛、头晕、神经质、恶心、呕吐、消化道疼痛、震颤、视物模糊、口干、咳嗽、排尿困难、呼吸道症状加重以及皮疹等。

注意事项:①闭角性青光眼、前列腺肥大、幽门梗阻的患者禁用。②哺乳妇女、孕妇及儿童慎用。③使用时注意勿误入眼部。

4.规格

气雾剂:20μg/喷×200(10mL)。溶液剂:5mg(0.025%):20mL。

(二)异丙东莨菪碱

1.药理作用

抗胆碱作用与东莨菪碱相似,有较强的支气管扩张作用。

2.临床应用

用于支气管哮喘和哮喘型慢性支气管炎。

3.用法用量

气雾吸入:每次180μg,2～4次/天。

4.不良反应

可能有轻度口干、恶心。

5.注意事项

对本品过敏者禁用。

6.剂型规格

气雾剂:12mg。

四、过敏递质阻释剂

新型平喘药,常见有色甘酸钠、酮替芬。通过稳定肥大细胞膜和嗜碱性粒细胞膜,阻止细胞裂解脱颗粒,从而抑制过敏介质的释放,阻断支气管痉挛的神经反射,降低哮喘患者的气道高反应性。

(一)色甘酸钠

1.药理作用

在抗原攻击前给药,可预防哮喘,其平喘作用可能与以下因素相关:稳定并阻止肥大细胞释放过敏递质;直接抑制兴奋刺激感受器而引起的神经反射,抑制反射性支气管痉挛;抑制非特异性支气管高反应性;抑制由血小板活化因子引起的支气管痉挛。

2.临床应用

用于支气管哮喘、过敏性鼻炎、季节性花粉症、春季角膜炎、结膜炎、过敏性湿疹、皮肤瘙痒症、溃疡性结肠炎和直肠炎。

3.用法用量

(1)支气管哮喘:粉雾吸入,每次20mg,一日4次;维持量每日20mg。气雾吸入,每次3.5～7mg,一日3～4次,每日最大剂量32mg。

(2)过敏性鼻炎:干粉吸入,一日4次,每次10mg。

(3)季节性花粉症和角膜炎、结膜炎:滴眼,一日数次,每次2滴。

(4)过敏性湿疹、皮肤瘙痒症:外用涂搽。

(5)溃疡性结膜炎、直肠炎:灌肠,每次 200mg。

4.不良反应

粉雾吸入有口干、呛咳、胸部紧迫感、诱发哮喘的不良反应。

5.注意事项

停药时需逐步减量。

6.制剂规格

胶囊:20mg。气雾剂:700mg。软膏:5%,10%。滴眼剂:0.16g(8mL)。

(二)酮替芬

1.药理作用

为强效过敏递质阻释剂,兼有强大的 H_1 受体拮抗作用。能拮抗 5-羟色胺和过敏性慢反应物质的作用;能抑制哮喘患者的非特异性气道高反应性;拮抗过敏原引起的支气管痉挛。

2.临床应用

对外源性、内源性和混合性哮喘有明显疗效,还可用于喘息性支气管炎、过敏性咳嗽、过敏性鼻炎、过敏性皮炎和过敏性结膜炎。

3.用法用量

口服片剂:每次 1mg,一日 2 次,早晚服用。滴鼻:一次 1～2 滴,一日 1～3 次;滴眼:一日 2 次,一次 1 滴。

4.不良反应

可见镇静、嗜睡、疲倦、乏力、头晕、口鼻干的不良反应,少数可出现皮肤过敏反应。

5.注意事项

对本品过敏者禁用,3 岁以下儿童不推荐使用。用药期间不宜驾驶车辆、操作精密仪器、高空作业等。使用滴眼液期间不宜使用隐形眼镜。与抗组胺药有协同作用;与乙醇、镇静催眠药合用增强困倦、乏力等症状,与抗胆碱药合用可增加后者的不良反应,与口服降血糖药合用可出现血小板减少,与齐多夫定合用能抑制其肝内代谢,应避免与以上药物合用。

6.制剂规格

片剂,胶囊剂:0.5mg,1mg。溶液剂:1mg(5mL)。滴鼻液:15mg(10mL)。

(三)曲尼司特

1.药理作用

为过敏反应递质阻释剂,对肥大细胞的作用与色甘酸钠相似。

2.临床应用

用于防治哮喘和过敏性鼻炎。

3.用法用量

口服:成人 1 次 0.1g,1 日 3 次;儿童按 5mg/(kg·d),分 3 次服用。

4.不良反应

不良反应有食欲缺乏、恶心、腹痛、头痛、嗜睡及细胞、血红蛋白减少等。另有膀胱刺激、肝功能异常、过敏反应等。

5.注意事项

孕妇禁用。

6.制剂规格

胶囊剂:0.1g。

五、肾上腺皮质激素

肾上腺皮质激素有抗炎、免疫抑制、抑制磷酸二酯酶、增强机体对儿茶酚胺的反应等作用。

(一)倍氯米松

1.药理作用

是局部应用的强效肾上腺皮质激素。能抑制支气管渗出物,消除支气管黏膜肿胀,解除支气管痉挛。其疗效与泼尼松相似。

2.临床应用

用于依赖肾上腺皮质激素的慢性哮喘患者。

3.用法用量

气雾吸入:1次0.1~0.2mg,1日2~3次,1日最大剂量1mg。粉雾吸入:1次0.2mg,1日3~4次。

4.不良反应

少数有声音嘶哑、口腔咽喉部念珠菌感染,用药后应漱口。活动性肺结核患者慎用。

5.注意事项

不宜用于哮喘持续状态患者。呼吸道有炎症阻塞时,应先控制炎症。

6.制剂规格

气雾剂:10mg。胶囊:0.2mg。

(二)布地奈德

1.药理作用

本品无全身肾上腺皮质激素作用。

2.临床应用

用于非激素依赖性或激素依赖性哮喘和哮喘性慢性支气管炎患者。

3.用法用量

成人,开始剂量0.2~0.8mg,1日2次;儿童,开始剂量0.1~0.2mg,1日2次。维持量也应个体化。

4.注意事项

肺结核、气道真菌感染者应慎用。孕妇禁用。

5.制剂规格

气雾剂:10mg(10mL),20mg(10mL),20mg(5mL)。

(三)曲安奈德

1.药理作用

高效糖皮质激素。

2.临床应用

用于支气管哮喘。

3.用法用量

气雾吸入,每日 0.8～1.0mg,分 4 次给药。

4.不良反应

吸入时可出现暂时性嘶哑、失音。

5.制剂规格

鼻喷雾剂:6mg。注射液:40mg(1mL)。

(四)氟替卡松

1.药理作用

糖皮质激素吸入剂,通过增强肥大细胞和溶酸体膜的稳定性,抑制免疫反应所致炎症,减少前列腺素和白三烯的合成等发挥作用。

2.临床应用

支气管哮喘、过敏性鼻炎。

3.用法用量

支气管哮喘:雾化吸入:轻度持续,一日 200～500μg,分 2 次给药;中度持续,一日 500～1000μg,分 2 次给药;重度持续,一日 1000～2000μg,分 2 次给药。过敏性鼻炎:喷鼻,每次50～ 200μg,一日 2 次。

4.制剂规格

气雾剂:3mg,6mg,20mg。

(五)糠酸莫米松

1.药理作用

局部用肾上腺糖皮质激素,有局部抗炎、抗过敏作用。

2.临床应用

预防、治疗各种过敏性鼻炎。

3.用法用量

每次 2 喷,一日 1 次,一日总量 200μg,维持剂量每日 100μg。

4.注意事项

对糠酸莫米松及皮质激素类药物过敏者禁用

5.制剂规格

喷鼻剂:3mg。

六、抗白三烯类药物

(一)孟鲁司特

1.药理作用

为高选择性半胱氨酰白三烯受体拮抗剂,能拮抗白三烯的促炎症活性和支气管平滑肌收缩作用。

2.临床应用

预防哮喘,对阿司匹林敏感的哮喘患者和激素耐受的患者亦有效。

3.用法用量

成人 10mg,每日一次,睡前服用。

4.不良反应

不良反应轻微,有轻度头痛、胃肠道反应等。

5.注意事项

对本品中的任何成分过敏者禁用。对急性哮喘无效。

6.制剂规格

片剂:4mg,5mg。

(二)扎鲁司特

1.药理作用

为高选择性半胱氨酰白三烯受体拮抗剂,能拮抗白三烯的促炎症活性和支气管平滑肌收缩作用。

2.临床应用

预防哮喘,对阿司匹林敏感的哮喘患者和激素耐受的患者亦有效。

3.用法用量

口服,成人每次 20mg,每日 2 次。

4.不良反应

有轻微头痛、鼻炎、咽炎、胃肠道反应,偶见肝功能损害。

5.注意事项

少数激素依赖型哮喘患者可出现 Churg Strauss 综合征。

6.制剂规格

片剂:20mg,40mg。

(三)普仑司特

1.药理作用

半胱氨酰白三烯受体拮抗剂,还可抑制支气管黏液分泌、血管通透性,减轻黏膜水肿。

2.临床应用

预防、治疗支气管哮喘。

3.用法用量

口服,每次225mg,一日2次。

4.不良反应

有恶心呕吐、腹泻或便秘、发热、皮疹、皮肤瘙痒等,偶见肝功能损害。

5.注意事项

本品对已发作的哮喘没有效果,妊娠期妇女慎用。与华法林合用可增加血药浓度,与特非那定合用可降低血药浓度。

6.制剂规格

胶囊剂:112.5mg。

(四)吡嘧司特

1.药理作用

抑制细胞外钙内流和细胞内钙的释放,抑制磷酸二酯酶的活性和花生四烯酸的释放、代谢,抑制组胺、白三烯、前列腺素等的释放,减轻哮喘。

2.临床应用

预防、减轻支气管哮喘发作。

3.用法用量

口服:每次10mg,一日2次。

4.不良反应

偶见头痛、胃炎、胃部不适、便秘、口干、皮疹、瘙痒等,也可见肝、肾功能损害。

5.注意事项

哺乳期妇女及幼儿慎用。

6.制剂规格

片剂:10mg。

(五)异丁司特

1.药理作用

选择性抑制白三烯的释放,有抗过敏、抗炎和扩张支气管的作用。能改善脑梗死后遗症、脑出血后遗症、脑动脉硬化患者的自觉症状。

2.临床应用

用于16岁以上人群具有轻、中度支气管哮喘的治疗。

3.用法用量

口服。一次 10mg，一日 2 次，禁止嚼碎。

4.不良反应

主要有食欲缺乏、嗳气、上腹不适、恶心、呕吐、眩晕、皮疹、皮肤瘙痒等。偶见心悸、AST、ALT、谷氨酰转肽酶（γ-CT）、总胆红素升高。罕见直立性低血压。

5.注意事项

对本品过敏者、颅内出血尚未完全控制的患者，小儿、妊娠、哺乳期妇女，均禁用。本品与支气管扩张药和皮质激素等不同，不能迅速缓解正在发作的症状。急性脑梗死及肝功能障碍患者慎用。若出现皮疹、瘙痒等过敏症状，应停药。

6.制剂规格

缓释片：10mg。胶囊：10mg。

（六）齐留通

1.药理作用

5-脂氧合酶抑制剂，抑制白三烯合成，产生抗过敏、抗炎、舒张支气管的作用。

2.临床应用

用于支气管哮喘，改善肺功能，对抗原、阿司匹林引起的支气管收缩有较好的疗效，用于过敏性鼻炎、溃疡性结肠炎。

3.用法用量

口服：400～600mg，每日 4 次。

4.不良反应

偶见肝药酶升高。

5.注意事项

对本品过敏者禁用。与 β 受体激动剂合用可使后者作用显著增强；合用时会降低华法林、茶碱、特非那定、阿司咪唑的清除率。

6.制剂规格

片剂：200mg，400mg。

第四章　循环系统临床用药

第一节　抗高血压药

一、概述

高血压是常见的临床综合征,是指在未服药情况下,成年人(年龄大于 18 岁)收缩压≥140mmHg(18.7kPa)和(或)舒张压≥90mmHg(12.0kPa)即为高血压。90％以上的高血压病因不明,称为原发性高血压或高血压病,继发性高血压或症状性高血压是指由于某些确定的疾病和原因引起的血压升高,仅占 10％左右。

世界各国人群原发性高血压的发生率高达 15％～20％。原发性高血压的主要并发症是心、脑、肾的损害,可能因脑血管意外、肾衰竭和充血性心力衰竭等死亡。有效的降压治疗可以大幅度地减少高血压并发症的发生率。美国高血压预防、检测、评估与治疗联合委员会第 8 次报告明确提出了针对不同年龄段确定的高血压治疗的目标血压值。循证医学证据表明,合理使用抗高血压药,其意义不仅在于降低血压本身,还在于保护靶器官,降低高血压并发症的发生率和病死率。

抗高血压药应用的原则是:①小剂量应用,避免或减少不良反应:初始治疗使用较小的有效剂量,如疗效不满意,可逐步增加剂量以获得最佳疗效。由于多数降压药物在达到药物治疗剂量时,增加药物剂量降压效果增加不明显,但不良反应明显增加,因此不建议单纯依靠增加剂量提高降压效果。②及时换药:如果第一种药物降压效果不明显,且有不良反应时,应改用第二类药物而不是增加第一种药物的剂量和加用第二类药物。③使用长效药物:为了有效地防止靶器官损伤,改善治疗药物依从性,平稳降低血压,最好使用药效持续 24 小时的长效制剂。④合理的联合用药:使用适宜的药物联合,以达到最大的降压效果,同时减少不良反应。⑤个体化给药:根据患者的年龄、性别、合并其他疾病等情况制订治疗方案。

二、常用抗高血压药

根据抗高血压药的作用部位和机制:可将其分为以下几类:

1.利尿药:如噻嗪类利尿药。

2.交感神经抑制药

(1)中枢性降压药:如可乐定。

(2)神经节阻断药:如樟磺咪芬。

(3)去甲肾上腺素能神经末梢阻滞药:如利血平、胍乙啶。

(4)肾上腺素受体阻断药

①β受体阻断药,如普萘洛尔。

②α受体阻断药,如哌唑嗪。

③α及β受体阻断药,如拉贝洛尔、卡维地洛。

3.肾素-血管紧张素系统抑制药

(1)血管紧张素转化酶抑制药:如卡托普利。

(2)血管紧张素Ⅱ受体阻断药:如氯沙坦。

(3)肾素抑制药:如瑞米吉仑。

4.钙通道阻滞药

如硝苯地平、维拉帕米、地尔硫䓬。

5.血管扩张药

(1)直接舒张血管平滑肌药:如肼屈嗪。

(2)钾通道开放药:如米诺地尔。

利尿药、钙通道阻滞药、β受体阻断药和ACE抑制药四类药物被称为第一线抗高血压药物。AT1受体阻断药是近年发展的新药,临床应用愈来愈多,将其置于上述四类药物之后,统称为常用抗高血压药物。除以上5类常用降压药外,还有中枢降压药、神经节阻断药、α_1受体阻断药、去甲肾上腺素能神经末梢阻滞药、血管平滑肌扩张药、钾通道开放药(钾外流促进药)、5-HT受体阻断药和肾素抑制药等。这些药物很少单独应用,在这里不作详述。

(一)可乐定

1.药理作用

激动中枢α_2受体,抑制血管运动中枢;激动外周α_2受体,引起负反馈,两者协同作用均可降低血压。

2.临床应用

预防偏头痛、降血压、也可用于降眼压,治疗开角型青光眼。

3.用法用量

(1)治疗高血压:口服每次0.075~0.15mg,每日3次,以后逐渐增加,维持剂量为0.2~0.8mg/d,每次极量为0.6mg,稀释后缓慢静脉注射。用于重度高血压,每次0.15~0.3mg。

(2)预防偏头痛:口服每次0.05mg,每日2次,第4周后可增至0.15mg/d,8周为1疗程。

(3)治青光眼:用0.5%液滴眼,低血压患者慎用。

4.不良反应

多为口干、嗜睡、便秘、乏力、心动过缓,偶有头晕、头痛、恶心等。少见严重直立性低血压及性功能不全。久用可引起水钠潴留,宜与利尿药合用。静脉注射可引起血压短暂升高而后持续下降,口服无升压作用。

5.注意事项

突然停药,尤其当用量超过 1.2mg/d 时,可引起"停药症状",此时再用可乐定或 α 受体阻断药酚妥拉明,但不能单用 β 受体阻断药。

6.制剂规格

片剂:0.075mg,0.15mg。注射液:0.15mg(1mL)。滴眼剂:12.5mg(5mL)。

(二)哌唑嗪

1.药理作用

选择性阻断突触后 α_1 受体,松弛血管平滑肌,降低外周阻力,降低血压。不引起明显的反射性心动过速,不增加肾素分泌。

2.临床应用

用于中、轻度高血压,尤其是对同时患有高脂血症患者效果较好。改善充血性心力衰竭患者的心脏负荷但不影响其存活率。也可用于良性前列腺增生及排尿困难患者。

3.用法用量

口服:开始 1 次 0.5~1mg,每日 3 次,以后逐渐增至 6~15mg/d,分次服用。维持量为 4~20mg/d,分次服用。常与利尿药、β 受体阻断药合用治疗重度高血压。

4.不良反应

直立性低血压、恶心、眩晕、晕厥、心悸等"首剂现象",低钠饮食与合用 β 受体阻断药的患者较易发生。自 0.5mg 开始服用、睡前服药及给首剂时避免剧烈体位改变可减轻"首剂现象"。另外偶有口干、皮疹、尿频、发热性多关节炎等。

5.注意事项

对本品过敏者、主动脉瓣狭窄、肺栓塞和缩窄性心包炎所致的心力衰竭患者禁用。孕妇及 12 岁以下儿童和严重心脏病、精神病患者慎用。

6.制剂规格

片剂:0.5mg,1mg,2mg,5mg。

(三)特拉唑嗪

1.药理作用

选择性阻断突触后 α_1 受体,舒张血管,降低血压。并可降低血浆总胆固醇、低密度脂蛋白和极低密度脂蛋白,提高高密度脂蛋白。还抑制去羟肾上腺素所致的前列腺组织痉挛。本药对高血压和高血脂有良好的作用,可预防冠心病。

2.临床应用

用于高血压,可作首选。也可用于治疗前列腺良性增生。

3.用法用量

口服:初始剂量不超过 1mg,每日 1 次,睡前服用,以后逐渐增量,一般为每日 8～10mg,最大剂量为 20mg/d。

4.不良反应

有头晕、头痛、乏力、水肿和直立性低血压,其他同哌唑嗪,但"首剂现象"较少。

5.注意事项

喹唑林过敏者,严重肝、肾功能不全患者,12 岁以下儿童,孕妇及哺乳期妇女禁用。

6.制剂规格

片剂:0.5mg,1mg,2mg,5mg,10mg。

(四)多沙唑嗪

1.药理作用

与特拉唑嗪相似,可用于降压和调血脂。

2.临床应用

用于高血压。

3.用法用量

口服:开始每次 0.5mg,每日 1 次,1～2 周后缓慢增加剂量到每日 2mg,再增至每日 4～8mg。

4.不良反应

同"特拉唑嗪"。

5.注意事项

同"特拉唑嗪"。

6.制剂规格

片剂:0.5mg,1mg,2mg,4mg,8mg。

(五)布那唑嗪

1.药理作用

为 α 受体阻断药,作用机制与哌唑嗪相似。

2.临床应用

用于高血压。

3.用法用量

口服:开始每次 0.5mg,每日 2～3 次,逐渐增加剂量到每次 1～2mg,每日 2～3 次。饭后服用。

4.不良反应

同"哌唑嗪"。

5.注意事项

同"哌唑嗪"。

6.制剂规格

片剂:0.5mg,1mg,3mg。

(六)硝普钠

1.药理作用

为一种作用速效和短暂的血管舒张剂,直接作用于血管平滑肌而使血压下降,给药几分钟即可迅速达到血药浓度,静脉滴注停止后可维持1~10分钟。

2.临床应用

用于严重高血压、高血压脑病、重症心力衰竭、心肌病、心肌炎、高血压并发急性心力衰竭、急性心肌梗死并发左侧心力衰竭等。

3.用法用量

静脉滴注,25~50mg溶解稀释后滴注,开始剂量为每分钟0.5μg/kg,其后每5~10分钟增加一次剂量,直到产生降血压效果。因硝普钠水溶液光照下不稳定,易水解,滴注时应避光。

4.不良反应

有恶心、呕吐、不安、出汗、肌肉痉挛、心悸、耳鸣、气短、皮疹。肾功能不良患者长期或者大剂量应用,可引起硫氰酸盐蓄积而中毒。也可出现严重的低血压症状,在使用时应严密监测血压。突然停药容易出现"反跳"现象,酚妥拉明可阻断此现象,故应逐渐减量至停药。

5.注意事项

妊娠期妇女、肾功能不全及甲状腺功能减退患者禁用。

6.制剂规格

注射剂:50mg。

(七)二氮嗪

1.药理作用

为噻嗪类衍生物,直接松弛小动脉平滑肌,使外周血管阻力降低而发挥降压效果,对静脉系统无影响。降压时可反射性地使交感神经系统兴奋,心率加快、血浆肾素水平增加、水钠潴留。

2.临床应用

用于高血压危象,也可用于低血糖的治疗。

3.用法用量

注射时,将本品溶于专用溶剂中,患者卧位快速注射。快速静脉注射:每次200~400mg,15~20秒完成注射。用于高血压危象时,0.5~3小时再注射一次,但每日剂量不可超过1200mg。

4.不良反应

易引发水钠潴留、低血压、心率加快、心绞痛、高血糖、血尿酸升高、失眠、便秘、胃部不适、充血性心力衰竭等。

5.注意事项

妊娠期和哺乳期妇女禁用。

6.制剂规格

注射液:300mg,附专用溶剂 20mL。

(八)肼屈嗪

1.药理作用

直接舒张小动脉血管,使外周血管阻力降低而起到降压效果,降低舒张压效果明显,并可增加肾血流量。用药 30~40 分钟后出现降压效果。

2.临床应用

用于肾性高血压和舒张压高的患者。多与普萘洛尔、利血平、胍乙啶及氢氯噻嗪联合使用,以增强疗效,减少不良反应。

3.用法用量

口服、静脉注射或肌内注射给药。开始时剂量要小,每次 10mg,每日 3～4 次,服药2～4 日,以后用量逐渐增加至有效剂量。维持量为每日 30～200mg。

4.不良反应

易出现头痛、乏力、心动过速、心绞痛及心悸等不良反应。长期大剂量用药后可诱发全身性红斑狼疮样及类风湿关节炎。严重者出现死亡。

5.注意事项

脑动脉硬化、冠心病、心功能不全和心动过快患者慎用。

6.制剂规格

片剂:10mg,25mg,50mg。缓释片:50mg。注射液:20mg(1mL)。

(九)双肼屈嗪

1.药理作用

作用类似肼屈嗪,但效果较缓慢而持久。

2.用法用量

口服:每次 12.5～25mg,每日 25～50mg。产生耐药性后,加量至每次 50mg,每日3 次。

3.制剂规格

片剂:12.5mg,25mg。注射液:25mg。

(十)降压灵

1.药理作用

利血平为其起降压作用的主要成分,故作用与利血平相似,但不良反应较利血平轻微。此外,还可改善高血压患者的其他症状,如头痛、头晕、耳鸣、心悸等。

2.临床应用

用于早期高血压。

3.用法用量

口服给药:每次 8mg,每日 3 次,待血压平稳后减量为每次 4mg。

4.制剂规格

片剂:4mg。

(十一)降压平

1.药理作用

降压作用强于降压灵,且起效快,服药后 1~2 日即可见效。除降压外还有镇静和微弱的利尿作用。

2.临床应用

原发性高血压及肾性高血压。

3.用法用量

口服:每次 4~8mg,每日 3~4 次。最大剂量每次不超过 16mg。

4.不良反应

少数患者会有胃部不适感。

5.注意事项

胃溃疡患者慎用。

6.制剂规格

片剂:4mg。

(十二)帕吉林

1.药理作用

为一种单胺氧化酶抑制剂,有显著的降压作用。降压机制尚不明确,可能为抑制单胺氧化酶活性,引起酪胺的代谢发生变化,产生一种"假递质"——β-羟酪胺,此递质具有与去甲肾上腺素相似的作用,使血管舒张,血压降低。

2.临床应用

重度高血压尤其是精神和情绪均较差及服用利血平有严重不良反应者。轻度高血压患者不宜服用本品。中度高血压单用或与口服利尿药合用。

3.用法用量

口服:初始剂量每次 10mg,每日 1~2 次。此后可逐渐增量至每日 30~40mg,服用 1~2 次。维持剂量为每日 20mg,每日 1 次。

4.不良反应

服用剂量过大,易出现直立性低血压,偶有失眠、多梦、胃部不适等。因本品降压作用缓慢而持久,故初始剂量应小,逐渐增量,并根据患者自身情况随时减量,以使血压保持在适当水平。

5.注意事项

甲状腺功能亢进及嗜铬细胞瘤患者禁用。

6.制剂规格

片剂:10mg,20mg。

(十三)莫索尼定

1.药理作用

作用类似于可乐定,但降压效果弱于可乐定,通过激动中枢 α_2 受体而起到降压作用。口服吸收好,无首关效应,降压作用可维持 24 小时。大部分经肾脏排泄。

2.临床应用

治疗高血压。

3.用法用量

口服:每次 0.2~0.4mg,每日 1 次。每日最大剂量为 0.6mg。

4.不良反应

见"可乐定",但比其少见。

5.注意事项

病态窦房结综合征,房室传导阻滞,心动过缓,变异型心绞痛,严重肝、肾功能不全,血管神经性水肿及孕妇禁用。

6.制剂规格

片剂:0.4mg。

(十四)噻美尼定

1.药理作用

结构、作用机制、降压作用及不良反应均类似可乐定。

2.临床应用

治疗高血压。

3.用法用量

口服:每次 1mg,每日 2 次。

4.不良反应

常见口干等。突然停药或减量易引起血压反跳。

5.制剂规格

片剂:0.5mg,1mg。

(十五)胍法辛

1.药理作用

中枢 α_2 受体激动药,作用与可乐定相似但较弱。中枢性不良反应也较少。降压的同时可减慢心率,但对肾小球滤过率影响微弱,且心排出量一般不减少。

2.临床应用

用于中度到重度高血压患者。单用或与利尿药合用。

3.用法用量

口服:开始剂量每次 0.5～1mg,每日 1 次,睡前服用。可缓慢增量至每日 3mg。

4.不良反应

同可乐定。

5.注意事项

停药症状出现迟而轻。

6.制剂规格

片剂:1mg。

(十六)胍那苄

1.药理作用

激动中枢 α_2 受体而降低血压,作用与可乐定相似但较弱。也具有可抑制去甲肾上腺素释放的外周作用。降压效果良好,降压的同时对心功能影响微弱,心排血量及肾小球滤过率不改变。与血浆蛋白质结合率较高(90%),且首关效应明显。

2.临床应用

用于治疗轻度到中度高血压患者。

3.用法用量

口服:开始剂量每次 4mg,每日 2 次。以后每 1～2 周增加剂量 4～8mg,最大剂量64mg。病情较重的高血压患者可与利尿药合用。

4.不良反应

同"可乐定",但较少。

5.注意事项

突然撤药也会产生停药症状。

6.制剂规格

片剂:4mg。

(十七)利血平

1.药理作用

耗竭交感神经末梢囊泡内去甲肾上腺素,并妨碍它的储存,从而阻滞交感神经冲动的传导,使血压降低、心率减慢、心肌收缩力减弱。此外有中枢及其他作用,表现为镇静和安定。

2.临床应用

用于轻、中度早期高血压,特别是精神紧张患者效果尤好。对重度高血压和晚期患者,单用本品效果较差,故常与硝普钠、利尿药等合用。

3.用法用量

口服:每日 0.25～0.5mg,1 次顿服或分次服用。长期应用须酌情减量维持。作为安定药,剂量为每日 0.5～5mg。也可肌内注射或静脉注射。

4.不良反应

有鼻塞、乏力、嗜睡、腹泻、胃酸分泌量过多、诱发溃疡病、震颤麻痹及忧郁等。妊娠期使用可增加胎儿呼吸并发症。

5.注意事项

有溃疡病和精神症状患者禁用。

6.制剂规格

片剂:0.25mg。注射液:1mg(1mL)。

(十八)乌拉地尔

1.药理作用

阻断突触后 α_1 受体和外周 α_2 受体,以前者作用为主,激活中枢 5-羟色胺 1A 受体($5\text{-}HT_{1A}$)受体,降低延髓心血管调节中枢的交感反馈而降低血压。同时,降低心脏前后负荷和平均肺动脉压,改善心搏出量和输出量,降低肾血管阻力,但不引起心动过速和颅内压下降。

2.临床应用

用于各种高血压。

3.用法用量

(1)口服给药:开始每次 60mg,早晚各 1 次,维持量为 30～180mg/d。

(2)静脉注射:一般剂量为 25～50mg,50mg 应分 2 次给药,其间隔为 5 分钟。

(3)静脉滴注:将 250mg 稀释后静脉滴注,开始滴速为 6mg/min,维持量为 120mg/h。

4.不良反应

偶见头晕、头痛、恶心、疲乏、心悸、心律失常、瘙痒、失眠和直立性低血压等。直立性低血压较哌唑嗪少,没有首剂效应。

5.注意事项

孕妇及哺乳期妇女禁用。主动脉峡部狭窄或动静脉分流患者禁止使用静脉注射。

6.制剂规格

缓释胶囊剂:30mg,60mg。注射液:25mg(5mL),50mg(10mL)。

(十九)米诺地尔

1.药理作用

作用于血管平滑肌,使敏感性 ATP 钾通道开放而降低血压,起效快且效果持久。

2.临床应用

用于高血压及利尿药、洋地黄治疗无效的心力衰竭患者。

3.用法用量

口服:一般开始为每次 2.5mg,每日 2 次;逐渐增至每次 5～10mg。每日 2 次。

4.不良反应

有恶心、眩晕、味觉减退及皮疹等,个别有粒细胞和中性白细胞减少、蛋白尿及血清谷丙转氨酶、谷草转氨酶升高等现象,停药可恢复。可使肾功能损害者血肌酐升高和少尿者发生高钾血症,对肾功能减退者,最大剂量不宜超过 150mg/d。老年人对本品的降压作用敏感。

5.注意事项

对本品过敏及嗜铬细胞瘤患者禁用。肾功能不全者、孕妇及哺乳期妇女慎用。

6.制剂规格

片剂:12.5mg,25mg,50mg,100mg。

(二十)氯沙坦

1.药理作用

是一种新型的非肽类血管紧张素 II(Ang II)受体 AT_1 的阻断药。在休内吸收后,经羧化反应生成代谢产物 EXP-3174 而发挥药理作用,其可以降低血压和改善心力衰竭,预防高血压并发的血管壁增厚和心肌肥厚;并具有肾脏保护作用,使肾血流量和肾小球滤过率增加,尿液、尿酸及尿钠的排出增多。

2.临床应用

用于治疗高血压及充血性心力衰竭。

3.用法用量

口服:每次 10～100mg,饭前服用,常用的每日维持剂量为 50mg,部分患者增加到每日 100mg 时可以产生进一步的降压效果。

4.不良反应

有头晕或眩晕、腹泻、背痛和呼吸道感染等。

5.注意事项

对本品过敏患者、孕妇及哺乳期妇女禁用。本品用于高危肾病并发症患者时,需仔细关注其血药浓度。

6.制剂规格

片剂:50mg,100mg。

(二十一)缬沙坦

1.药理作用

是非肽类血管紧张素 II(Ang II)受体 AT_1 的阻断药,选择性作用于 AT_1 受体,抑制血管收缩和醛固酮的释放,从而产生降压效果。降血压的同时对心率无影响。因其对血管紧张素转换酶无抑制作用,不影响缓激肽水平,故引起咳嗽的不良反应要小于血管紧张素转换酶抑制剂。

2.临床应用

用于治疗高血压,尤其是肾损伤所引发的继发性高血压。

3.用法用量

口服:每次 80mg,每日 1 次,治疗心力衰竭时应采取逐渐增加剂量的服用方法。可与其他降压药合用。

4.不良反应

有头晕、头痛、眩晕、腹泻、恶心、乏力等,偶发红细胞或中性粒细胞减少。

5.注意事项

对本品过敏患者和妊娠及哺乳期妇女禁用。

6.制剂规格

胶囊剂:80mg。分散片:40mg。

(二十二)厄贝沙坦

1.药理作用

为一种强选择性 AngⅡ受体拮抗药,对 AT_1 受体产生不可逆或非竞争性的抑制,故可减轻 AngⅡ收缩血管和促进血管增生的作用,产生降压的同时对心率影响较小。降压作用强,降压效果可维持 24 小时。

2.临床应用

原发性高血压、左心室心肌肥厚、充血性心力衰竭。

3.用法用量

口服:每次 150～300mg,每日 1 次,食物对药物无影响。

4.不良反应

头痛、眩晕、乏力、腹泻、恶心、呕吐、焦虑。服用本品后,应密切监测血钾浓度。

5.注意事项

孕妇、哺乳期妇女禁用。

6.制剂规格

片剂:75mg,150mg。

(二十三)坎地沙坦

1.药理作用

选择性阻断组织中 AT_1 受体,服药后降压效果可维持 24 小时以上。降压的同时,对肾脏可产生保护作用,也可改善左心室肥厚。

2.临床应用

用于原发性高血压。

3.用法用量

口服:每次 8～16mg,每日 1 次。初始剂量要小,每日最高剂量不超过 32mg。必要时,可与氢氯噻嗪同用。

4.不良反应

常见有头晕、头痛、水肿、高血钾。

5.注意事项

严重肝、肾功能不全,胆汁淤积、妊娠期及哺乳期妇女禁用。

6.制剂规格

片剂：4mg。

(二十四)替米沙坦

1.药理作用

为一种强效而高选择性的 AT_1 受体拮抗剂，抑制 Ang Ⅱ 引起的血压升高且呈剂量依赖性。与 Ang Ⅱ AT_1 受体高亲和力结合，作用持久，且对其他受体位点无任何激动效果。

2.临床应用

用于原发性高血压，也可用于改善代谢综合征患者的代谢。

3.用法用量

口服给药：每次 40～80mg，每日 1 次。

4.不良反应

常见有头晕、头痛、水肿、高血钾。

5.注意事项

孕妇、哺乳期妇女、胆汁淤积患者禁用。

6.制剂规格

片剂：40mg，80mg。

(二十五)酮色林(凯坦色林,酮舍林)

1.药理作用

5-HT 受体拮抗剂，选择性阻断 5-HT_2 受体，对 α_1 和 H_1 受体也有微弱的阻断作用。降低外周血管阻力和肾血管阻力，后者降低程度较强，对正常人血压无影响。对血管阻塞性病变患者，可改善下肢血流供应状况。还可改善雷诺病患者组织的血流灌注程度，增加皮肤血流量。静脉注射可降低右心房压力、肺动脉压力和肺毛细管楔压。

2.临床应用

用于治疗各种类型高血压、充血性心力衰竭、雷诺病和间歇性跛行。

3.用法用量

口服：初始剂量每次 20mg，每日 1 次。1 个月后若效果不佳，可增加剂量至每次 40mg，每日 2 次，给药剂量大于 40mg 后，降压效果不再加强。肝功能不全患者，每次剂量不可超过 20mg。静脉注射：初始剂量 10mg，极量 30mg，注射速度为 3mg/min。静脉滴注速度为 2～6mg/h。

4.不良反应

有眩晕、乏力、水肿、口干、Q-T 间期延长及体重增加等。

5.注意事项

不可与排钾利尿药合用。

6.制剂规格

片剂：20mg，40mg。注射液：5mg(1mL)，10mg(2mL)，25mg(5mL)。

(二十六)卡托普利

1.药理作用

可竞争性抑制血管紧张素转换酶抑制剂活性,使血管紧张素Ⅱ(Ang Ⅱ)活性降低,此外尚可抑制缓激肽水解,增加前列腺素类的释放而降低血压。降低心脏前后负荷,治疗充血性心力衰竭。

2.临床应用

用于各种高血压、充血性心力衰竭及急性心肌梗死。

3.用法用量

口服:每次 25～50mg,每日 75～150mg。开始剂量每次 25mg,每日 3 次,饭前服用;逐渐增量至每次 50mg,每日 3 次。每日极量为 450mg。儿童开始剂量为每日 1mg/kg,最大剂量不超过 6mg/kg,每日 3 次。

4.不良反应

有干咳、皮疹、发热和味觉障碍。偶有白细胞减少、蛋白尿,剂量减少或停药后症状可消失。

5.注意事项

肾功能不全患者慎用,应适当减少给药次数。

6.制剂规格

片剂:12.5mg,25mg,50mg,100mg。

(二十七)依那普利

1.药理作用

为不含巯基的强效血管紧张素转化酶抑制剂。口服后水解为依那普利拉(苯丁羟脯酸)而发挥疗效,作用强而持久。

2.临床应用

治疗高血压及充血性心力衰竭。

3.用法用量

口服:每次 5～10mg,每日 1 次,剂量可增至每日 40mg。

4.不良反应

偶见胃肠道反应、肝功能异常、口渴、咳嗽、倦怠、皮疹、心悸、低血压、直立性低血压、胸痛、血细胞比容下降、白细胞减少和血清尿素氮、肌酐及血钾升高。与保钾利尿药合用时,应注意血清钾的升高。

5.注意事项

严重肾功能障碍者、高空作业和汽车驾驶者慎用。双侧肾动脉狭窄、妊娠期妇女及手术前 24 小时患者禁用。

6.制剂规格

片剂:5mg,10mg,20mg。

(二十八)贝那普利

1.药理作用

为不含巯基的强效、长效血管紧张素转化酶抑制剂。在体内水解成有活性的贝那普利拉而起作用。降压作用与卡托普利相似。

2.临床应用

治疗各期高血压和充血性心力衰竭。

3.用法用量

口服。①高血压:初始剂量为每次 10mg,每日 1 次,以后可增至 40mg/d,1 或 2 次服用。②充血性心力衰竭:每日 2.5～20mg。严重肾功能不全、心力衰竭或服用利尿药患者,初始剂量为每日 5mg。

4.不良反应

同依那普利,但少而轻。

5.注意事项

肾动脉狭窄、心力衰竭、脑动脉硬化及冠状动脉硬化患者慎用。

6.制剂规格

片剂:5mg,10mg,20mg。

第二节　抗心律失常药

一、概述

目前,抗心律失常药物众多,一般可分为两大类:治疗快速型心律失常和缓慢型心律失常药物。前者又可分为下列 4 类。

Ⅰ类:钠通道拮抗药(膜稳定药)。能拮抗钠通道,抑制 0 相去极化速率,并延缓复极过程。本类又可根据其作用特点分为 3 组。

(一)Ⅰa 组

对 0 相去极化与复极过程抑制均强的药物,包括奎尼丁、普鲁卡因胺、乙酰卡尼、吡丙胺等。

(二)Ⅰb 组

对 0 相去极化及复极的抑制作用均弱的药物,包括利多卡因、苯妥英钠、美西律、阿普林定、妥卡尼、莫雷西嗪等。

(三)Ⅰc 组

明显抑制 0 相去极化,对复极的抑制作用较弱的药物,包括恩卡尼、芬卡尼、氟卡尼、普罗帕酮等。

Ⅱ类：β肾上腺素受体拮抗药,包括普萘洛尔、阿替洛尔、美托洛尔等。

Ⅲ类：延长动作电位时程的药物,包括胺碘酮、溴苄铵等。

Ⅳ类：钙通道拮抗药,包括维拉帕米,地尔硫草等。

一般情况下,在心动过速时需应用抑制心脏自律性的药物(如奎尼丁、普鲁卡因胺等);心房颤动时需应用抑制房室间传导的药物(如奎尼丁、普萘洛尔等);房室传导拮抗时则需应用能改善传导的药物(如苯妥英钠、阿托品等);对于自律性过低所引起的心动过缓型心律失常,则应采用肾上腺素或阿托品类药物。

二、常用抗心律失常药

(一)胺碘酮

1.适应证

室性早搏、室性心动过速、房性早搏、室上性心动过速(尤伴有预激综合征),也用于心绞痛等。

2.应用

(1)成人口服：0.2g/次,3 次/日,1～2 周后根据需要改为 0.2g/次,1～2 次/日维持。

(2)静脉推注：0.15g/次(或 3mg/kg),缓慢注射。

(3)静脉滴注：5mg/kg。

3.不良反应和注意

食欲缺乏、腹胀、恶心、便秘等胃肠道反应。偶有皮疹、痉挛。久服可致药物沉积于角膜,停药后可消失。少数可有光敏感或皮肤变色。本品可发生明显的窦性心动过缓。偶有甲亢或甲减征象。

4.规格

片剂、胶囊剂：0.1g、0.2g；注射液：3mL:0.15g。

(二)奎尼丁

1.适应证

口服主要适用于心房颤动或心房扑动经电转复后的维持治疗。

2.应用

成人应先试服 0.2g,观察有无过敏及特异质反应。成人常用量：0.2～0.3g/次,3～4次/日。用于转复心房颤动或心房扑动,第一日 0.2g,每 2 小时 1 次,连续 5 次;如无不良反应,第二日增至 0.3g/次,第三日 0.4g/次,每 2 小时 1 次,连续 5 次。每日总量不宜超过2.4g。恢复窦性心律后改为维持量,0.2～0.3g/次,3～4 次/日。成人处方极量：3g(一般每日不宜超过2.4g)/日,应分次给予。

3.不良反应和注意

①心血管：有促心律失常作用,产生心脏停搏及传导阻滞,也可发生室性早搏、室性心

动过速及室颤。心电图可出现 P-R 间期延长、QRS 波增宽,一般与剂量有关。可使心电图 Q-T 间期明显延长,诱发扭转性室性心动过速或室颤,发作时伴晕厥现象,此作用与剂量无关。本品可使血管扩张产生低血压,个别可发生脉管炎。②胃肠道不良反应:很常见。③金鸡纳反应:一般与剂量有关。④特异质反应:头晕、恶心、呕吐、冷汗、休克、发绀、呼吸抑制或停止。与剂量无关。⑤过敏反应:各种皮疹,发热,哮喘,肝炎及虚脱。与剂量无关。⑥肌肉:使重症肌无力加重。使 CPK 酶增高。⑦血液系统:血小板减少、急性溶血性贫血、粒细胞减少、白细胞分类左移、中性粒细胞减少。

(1)禁忌证:对该药过敏者或曾服用该药引起血小板减少性紫癜者禁用。该药禁用于没有起搏器保护的Ⅱ度或Ⅲ度房室传导阻滞、病窦综合征。

(2)注意事项:①饭后 2 小时或饭前 1 小时服药并多次饮水可加快吸收,血药浓度峰值的出现提早、升高。与食物或牛奶同服可减少对胃肠道的刺激,不影响生物利用度。②当每日口服量超过 1.5g 时或给有不良反应的高危患者用药,应住院,监测心电图及血药浓度。每日超过 2g 时应特别注意心脏毒性。③转复心房扑动或心房颤动时,应先用洋地黄制剂或 β 受体阻滞剂,以免室率过快。④长期用药需监测肝、肾功能,若出现严重电解质紊乱或肝、肾功能异常时需立即停药。⑤加强心电图检测,QRS 间期超过用药前 20% 应停药。

(3)孕妇及哺乳期妇女用药:仅用于必须使用奎尼丁的孕妇。哺乳期妇女不用。

(4)儿童用药:小儿常用量:每次按 6mg/kg 或 180mg/m2,3～5 次/日。

(5)老年患者用药:奎尼丁在老年患者中应用的安全性和有效性尚不确切。

4.规格

片剂:0.2g/片。

(三)美西律

1.适应证

主要用于慢性室性快速型心律失常。

2.应用

①片剂:口服,首次 200～300mg,必要时 2 小时后再服 100～200mg。一般维持量 400～800mg/日,分 2～3 次服。成人极量 1200mg/日,分次口服。②胶囊剂:口服,50～200mg/次,3～4 次/日。

3.不良反应和注意

①胃肠反应:最常见。有肝功能异常的报道。②神经系统:包括头晕、震颤等症状。③心血管:窦性心动过缓及窦性停搏一般较少发生。偶见胸痛,促心律失常作用。治疗包括停药、用阿托品、升压药、起搏器等。④过敏反应:皮疹。⑤极个别有白细胞及血小板减少。

(1)禁忌证:心源性休克和有Ⅱ或Ⅲ度房室传导阻滞,病窦综合征者禁用。

(2)注意事项:①有使心律失常恶化的可能。②可用于已安装起搏器的Ⅱ度和Ⅲ度房室传导阻滞患者,在Ⅰ度房室传导阻滞的患者中应用较安全,但要慎用。③美西律可引起严重心律失常,多发生于恶性心律失常患者。④在低血压和严重充血性心力衰竭患者中慎用。⑤肝功能异常者慎用。⑥室内传导阻滞或严重窦性心动过缓者慎用。⑦用药期间注意随访检查血压、心电图、血药浓度。

(3)孕妇及哺乳期妇女用药:孕妇应遵医嘱服用。哺乳期妇女禁用。

(4)老年患者用药:老年人用药需监测肝功能。

4.规格

片剂:50mg/片,100mg/片。胶囊剂:50mg/粒,100mg/粒。

(四)普鲁卡因胺

1.适应证

适用于危及生命的室性快速型心律失常。

2.应用

静脉注射,成人常用量:0.1g/次,静脉注射 5 分钟,必要时每隔 5～10 分钟重复一次,总量不得超过 10～15mg/kg;或者 10～15mg/kg 静脉滴注 1 小时,然后以每小时 1.5～2mg/kg 维持。小儿常用量:3～6mg/kg,静脉注射 5 分钟,静脉滴注维持量为每分钟 0.025～0.05mg/kg。

3.不良反应和注意

①心血管:产生心脏停搏、传导阻滞及室性心律失常。心电图出现 QRS 波增宽、P-R 间期及 Q-T 间期延长,诱发扭转型室性心动过速或室颤。快速静脉注射可产生严重低血压、室颤、心脏停搏。血药浓度过高可引起心脏传导异常。②胃肠道:大剂量较易引起厌食、恶心、呕吐、腹泻、口苦、肝肿大、氨基转移酶升高等。③过敏反应:少数人可有荨麻疹、瘙痒、血管神经性水肿及斑丘疹。④红斑狼疮样综合征:主要见于长期服药者,静脉用药少见。⑤神经:少数人可有头晕、精神抑郁及伴幻觉的精神失常。⑥血液:溶血性或再生不良性贫血、粒细胞减少、嗜酸粒细胞增多、血小板减少及骨髓肉芽肿,血浆凝血酶原时间及部分凝血活酶时间延长。⑦肝、肾:偶可产生肉芽肿性肝炎及肾病综合征。⑧肌肉:偶可出现进行性肌病及 Sjogren 综合征。

(1)禁忌证:①病窦综合征(除非已有起搏器)。②Ⅱ或Ⅲ度房室传导阻滞(除非已有起搏器)。③对本品过敏者。④红斑狼疮(包括有既往史者)。⑤低钾血症。⑥重症肌无力。

(2)注意事项:①该药并不增加室性心律失常患者的存活率。②交叉过敏反应:对普鲁卡因及其他有关药物过敏者,可能对本品也过敏。③老年人及肾功能受损者应酌情调整剂量。④用药期间:a.一旦心室率明显降低,应立即停药。b.血液透析可清除本品,故透析后可加用一剂药。c.用于治疗房性心动过速时需在使用地高辛的基础上应用。d.静脉用药速度要慢。⑤下列情况应慎用:a.过敏患者,尤以对普鲁卡因及有关药过敏者。b.支气管哮喘。c.肝功能或肾功能障碍。d.低血压。e.洋地黄中毒。f.心脏收缩功能明显降低者。⑥对诊断的干扰:a.干扰依酚氯铵的诊断试验。b.碱性磷酸酶、胆红素、乳酸脱氢酶及门冬氨酸氨基转移酶升高。c.心电图 QRS 波增宽、P-R 间期及 Q-T 间期延长、QRS 波及 T 波电压降低。

（3）孕妇及哺乳期妇女用药：孕妇及哺乳期妇女应遵医嘱服用。

（4）老年患者用药：老年患者减量应用。

4.规格

注射液：1mL：0.1g；2mL：0.2g；5mL：0.5g；10mL：1g。

（五）普罗帕酮

1.适应证

适用于预防或治疗室性或室上性异位搏动，室性或室上性心动过速，预激综合征，电转复律后室颤发作等，对冠心病、高血压所引起的心律失常有较好的疗效。

2.应用

口服：治疗量 300～900mg/日，分 4～6 次服用。维持量 300～600mg/日，分 2～4 次服用。必要时可在严密监护下做静脉注射，每 8 小时静脉注射 70mg 或在 1 次静脉注射后继以静脉滴注（每小时 20～40mg）。

3.不良反应和注意

①宜在饭后与饮料或食物同时吞服，不得嚼碎。②不良反应主要为口干、舌唇麻木。此外，早期的不良反应还有头痛、头晕；其后可出现胃肠道障碍。老年人用药后可能出现血压下降。也有出现房室传导阻滞症状的。③心肌严重损害者慎用。④严重心力衰竭、心源性休克、严重的心动过缓、窦房阻滞、房室阻滞、室内阻滞，病窦综合征，明显的电解质失调，严重的阻塞性肺部疾患，明显低血压者禁用。⑤如出现窦房或房室高度传导阻滞时，可静脉注射乳酸钠、阿托品、异丙肾上腺素或间羟肾上腺素等解救。⑥肝肾功能不全、严重窦性心动过缓、低血压患者慎用。

4.规格

片剂：每片 50mg，150mg。注射液：每支 70mg（20mL），10mL：35mg。

（六）阿普林定

1.适应证

可用于室性及房性早搏、阵发性室上性心动过速、房颤等，对各种快速型心律失常有较好疗效。

2.应用

口服：首次 100mg，必要时 200mg，其后每 6 小时 50～100mg，24 小时内总量不超过 300mg，第 2～3 日各 100～150mg，2～3 次分服。维持量 50～100mg/日，2 次分服。

3.不良反应和注意

①由于其治疗量与中毒量相当接近，常见中枢神经系统的不良反应（眩晕、感觉异常、手颤），严重时可出现癫痫样抽搐。此外，尚可见胃肠道反应。②老年人、帕金森病、肝肾

功能不全者慎用。窦性心动过缓、中重度房室传导阻滞及癫痫患者忌用。

4.规格

片剂:25mg/片,50mg/片。

(七)安他唑啉

1.适应证

可用于房性早搏、室性早搏、阵发性心动过速等。

2.应用

口服、肌内注射或静脉注射:均为100～200mg/次,3～4次/日。不良反应和注意偶有恶心、呕吐、嗜睡和粒细胞减少。心力衰竭患者慎用。

3.规格

片剂:每片100mg。注射液:每支100mg。

(八)丙吡胺

1.适应证

用于其他药物无效的危及生命的室性心律失常。

2.应用

口服成人常用量:缓释片2片/次,2次/日。

小儿常用量:口服剂量,1岁以下一般10～30mg/(kg·日);1～4岁10～20mg/(kg·日);4～12岁10～15mg/(kg·日);12～18岁6～15mg/(kg·日),分3～4次口服。

3.不良反应和注意

(1)心血管:①过量可致呼吸暂停、神志丧失、心脏停搏、传导阻滞及室性心律失常,心电图出现P-R间期延长、QRS波增宽及Q-T间期延长,扭转性室速及室颤。②负性肌力作用是本品最重要的不良反应,可使心力衰竭复发或加重。

(2)抗胆碱作用:有口干、尿潴留、青光眼加重等。

(3)胃肠:恶心、呕吐、厌食、腹泻。

(4)肝脏:肝脏胆汁淤积或肝功能不正常。

(5)血液:粒细胞减少。

(6)神经系统:失眠、精神抑郁或失常。

(7)其他:低血糖、阳痿、水钠潴留、静脉注射时血压升高、过敏性皮疹、光敏性皮炎、潮红及紫癜也偶有发生。

注意事项:

(1)首次服300mg后0.5～3小时可起到治疗作用,但不良反应也相应增加。

(2)心肌病或可能产生心衰者不宜用负荷量,并应严密监测血压及心功能情况。

(3)应个体化给药,并逐渐增量;肝、肾功能不全者及体重轻者应适当减量。

(4)服用硫酸奎尼丁或盐酸普鲁卡因胺者如需换用本品,应先停服硫酸奎尼丁6～12

小时或盐酸普鲁卡因胺 3~6 小时。

(5)血液透析可清除本品,故透析后可能需加一剂药。

(6)肾功能受损者应依据肾功能适当减量。

(7)对诊断的干扰①血糖减低。②心电图 QRS 波增宽,P-R 间期及 Q-T 间期延长。

(8)下列情况应慎用:①对本品过敏者。②Ⅰ度房室传导阻滞或室内阻滞。③肾功能衰竭。④未经治疗控制的充血性心力衰竭或有心力衰竭史。⑤广泛心肌损害。⑥低血压。⑦肝功能受损者。⑧低钾血症。

(9)用药期间应注意随访检查①血压。②心电图。QRS 增宽超过 25% 时应停药。③心功能监测。④肝、肾功能。⑤眼压。⑥血清钾。

孕妇及哺乳期妇女用药:孕妇及哺乳期妇女用药应遵医嘱。

老年患者用药:老年人及肾功能受损者应依据肾功能适当减量。

4.规格

缓释片:0.1g/片。

(九)莫雷西嗪

1.适应证

口服主要适用于室性心律失常,包括室性早搏及室性心动过速。

2.应用

在应用本品前,应停用其他抗心律失常药物 1~2 个半衰期。口服,成人常用量 150~300mg/次,每 8 小时一次,极量为 900mg/日。

3.不良反应和注意

有头晕、恶心、头痛、乏力、嗜睡、腹痛、消化不良、呕吐、出汗、感觉异常、口干、复视等。

(1)禁忌证:①Ⅱ或Ⅲ度房室传导阻滞及双束支传导阻滞且无起搏器者应禁用。②禁用于心源性休克与过敏者。

(2)注意事项:①对心肌梗死后无症状的非致命性室性心律失常患者应慎用。②注意促心律失常作用与原有心律失常加重的鉴别。用药早期最好能进行监测。③下列情况应慎用:a.Ⅰ度房室传导阻滞和室内阻滞。b.肝或肾功能不全。c.严重心衰。④用药期间应注意随访检查:a.血压;b.心电图;c.肝功能。

(3)孕妇及哺乳期妇女用药:本品对孕妇和胎儿的安全性不详。可通过乳汁排泄。

(4)老年患者用药:老年人因心脏以外的不良反应停药者多。

4.规格

片剂:50mg/片。

(十)托西溴苄铵

1.适应证

治疗室性心动过速与室颤。

2.应用

①治疗室颤,紧急情况可不必稀释,5mg/kg 快速静脉注射,如室颤仍持续,每15～30分钟注射 10mg/kg,总量不超过 30mg/(kg·日)。②治疗室性心动过速:0.5g 静脉滴注10～30 分钟以上。

静脉滴注,稀释后以 0.5～1mg/min 速度滴入或 5～10mg/kg,3～4 次/日,缓慢静脉滴注;肌内注射,5～10mg/kg 肌内注射,必要时 1～2 小时后重复一次,然后以每 6～8 小时维持一次治疗。极量:30mg/(kg·日)。

3.不良反应和注意

常见低血压,静脉注射过快时发生恶心及呕吐。较少见有心动过缓、心律失常、心绞痛发作、腹泻及腹痛、过敏性反应、头晕、头痛等。本品应依据肾功能情况调整剂量。低血压时禁用本品。肾功能障碍、主动脉瓣狭窄、肺动脉高压及其他有心排出量减低的情况慎用。

4.规格

注射液:2mL:0.25g。

第三节 抗心绞痛药

心绞痛是冠状动脉粥样硬化性心脏病(冠心病)的一个重要临床症状。抗心绞痛药物的作用机制是减轻心脏的工作负荷,以降低心肌的需氧量;或是扩张冠状动脉,促进侧支循环的形成,以增加心肌的供氧量,从而缓解心绞痛。目前防治心绞痛药包括如下几类。

1.硝酸酯、亚硝酸酯类:以硝酸甘油为代表。

2.β受体阻断药:普萘洛尔等。

3.钙通道拮抗药:普尼拉明、硝苯地平、维拉帕米、哌克昔林等。

4.其他抗心绞痛药:吗多明、双嘧达莫(潘生丁)、卡波罗孟等。

5.中草药及其制剂:丹参、川芎、毛冬青的有效成分等。

一、硝酸甘油

硝酸甘油用于治疗心绞痛已有 100 多年历史。

(一)体内过程

口服首过消除明显,生物利用度仅 8%,通常采用舌下含服。舌下含服的生物利用度为 80%,1～3 分钟出现作用,3～10 分钟作用达峰值,维持 20～30 分钟。也可采用经皮肤吸收给药和静脉给药。主要经肝代谢失活,从肾排泄。

(二)药理作用

硝酸甘油的基本作用是松弛平滑肌,尤其是对血管平滑肌的松弛作用最为明显。目前认为硝酸甘油通过以下机制产生抗心绞痛作用。

1.降低心肌耗氧量

硝酸甘油扩张容量血管,使回心血量减少降低心脏前负荷;在较大剂量时也扩张阻力血管,减轻心脏射血阻力和后负荷。心脏前后负荷降低均可降低心室壁肌张力,从而降低心肌耗氧量。

2.增加心肌缺血区供血

硝酸甘油能明显舒张较大的心外膜血管及狭窄的冠状动脉以及侧支血管,此作用在冠状动脉痉挛时更为明显,但它对阻力血管的舒张作用微弱。当冠状动脉因粥样硬化或痉挛而发生狭窄时,缺血区的阻力血管已因缺氧而处于舒张状态,这样,缺血区阻力就比非缺血区为小,用药后将迫使血液从输送血管经侧支血管流向缺血区,而改善缺血区的血流供应。

3.增加心内膜供血

心内膜下血管是由心外膜血管垂直穿过心肌延伸而来的,因此心内膜下血流易受心室壁肌张力及心室内压力的影响。心室壁肌张力与心室内压力增高时,内膜层血流量就减少。在心绞痛急性发作时,左心室舒张末压力增高,所以心内膜下区域缺血最为严重。硝酸甘油能降低左心室舒张末压,舒张心外膜血管及侧支血管,使血液易从心外膜区域向心内膜下缺血区流动,从而增加心内膜的血流量。

(三)临床应用

1.治疗心绞痛

舌下含服能迅速缓解各型心绞痛发作,常作为治疗和预防心绞痛急性发作的首选药。经皮肤吸收给药,也可预防发作。

2.治疗急性心肌梗死

早期、静脉、小剂量给药,不仅可以降低心肌耗氧量,增加心肌供血,还有抗血小板聚集和黏附作用,从而减轻心肌缺血损伤,缩小心肌梗死面积。

3.治疗心功能不全

因能降低心脏前、后负荷,改善心功能,可用于治疗重度和难治性心功能不全。

(四)不良反应与用药监护

1.血管舒张反应

表现为头痛、面色潮红、心悸、低血压和眼内压升高等,一般连服药数日即可消失。第一次含用硝酸甘油时,注意预防体位性低血压。

2.高铁血红蛋白症

药物剂量过大或频繁用药时可引起高铁血红蛋白症,表现为呕吐、发绀等症状,重者危及生命。

3.耐受性

连续用药2~3周可产生耐受性,停药1~2周后,耐受性可消失,硝酸酯类之间有交叉耐受性。为克服耐受性可采用下列措施：①采用最小剂量、间歇给药法，即无论采用何种给药途径，如口服、舌下、静脉注射或经皮肤，每天必须有连续 8 小时以上的用药间歇期；②补充含巯基的药物，如加用卡托普利、甲硫氨酸等。

二、戊四硝酯

(一)药理作用
作用与硝酸甘油相似，但缓慢而持久。

(二)临床应用
用于预防心绞痛的发作。

(三)用法用量
口服，一日 3～4 次，每次 10～30mg。

(四)不良反应
有头痛、视力紊乱、昏睡、恶心等。

(五)注意事项
青光眼患者禁用。其他同硝酸甘油。

(六)制剂规格
片剂：10mg，20mg。

三、硝酸异山梨酯

(一)药理作用
作用与硝酸甘油相似，但较持久(能维持 4 小时以上)。

(二)临床应用
急性心绞痛发作的防治。

(三)用法用量
1.片剂
急性心绞痛发作时缓解心绞痛，舌下给药，一次 5mg；预防心绞痛发作，口服，一日 2～3 次，1 次 5～10mg，1 日 10～30mg；治疗心力衰竭，口服一次 5～20mg，6～8 小时一次。

2.缓释片
每日 2 次，每次 1 片。

3.外用乳膏
一次 0.6g，均匀涂布在心前区约 5cm×5cm，一日 1 次。

4.静脉滴注
每小时 2mg，剂量需根据患者反应而调节，且必须密切监测患者脉搏、心率及血压。

5.喷雾吸入

每次 1.25～3.75mg。

(四)不良反应

有头痛、面部潮红、灼热感、恶心、眩晕、出汗甚至虚脱等反应,应由小剂量开始,以后逐渐增量。

(五)注意事项

青光眼患者禁用。其他同硝酸甘油。

(六)制剂规格

片剂:2.5mg,5mg,10mg。缓释片:20mg,40mg。注射液:10mg(10mL)。喷雾剂:250mg/200 次。乳膏:1.5g(10g)。

四、单硝酸异山梨酯

(一)药理作用

同硝酸异山梨酯。

(二)临床应用

用于冠心病的长期治疗和预防心绞痛发作,也用于心肌梗死后的治疗。

(三)用法用量

口服,一日 20mg,每日 2 次,必要时可增至每日 3 次,饭后服。缓释片:一次 1 片,一日 2 次,不宜嚼碎。

(四)不良反应

同"硝酸异山梨酯"。

(五)注意事项

同"硝酸异山梨酯"。

(六)制剂规格

片剂:20mg,40mg,60mg。缓释片:40mg。注射剂:0.25g(2mL)。

五、曲美他嗪

(一)药理作用

抗心绞痛药,作用较强,其起效较硝酸甘油慢,但作用持续时间较长。具有对抗肾上腺素、去甲肾上腺素及加压素的作用,能降低血管阻力,增加冠状动脉血流量及周围循环血流量,促进心肌代谢及心肌能量的产生。同时能降低心脏工作负荷,降低心肌耗氧量及心肌能量的消耗,从而改善心肌氧的供需平衡。尚能增加对强心苷的耐受性。

（二）临床应用

用于冠状动脉功能不全、心绞痛、陈旧性心肌梗死等。对伴有严重心功能不全者可与洋地黄苷并用。

（三）用法用量

口服：一次 2～6mg，一日 3 次，饭后服，总剂量每日不超过 18mg。常用维持量为一次 1mg，一日 3 次。

静脉给药：一次 8～20mg，缓慢注射或静脉滴注。

（四）不良反应

个别可有头晕、食欲缺乏、皮疹等。

（五）注意事项

新近心肌梗死患者禁用。

（六）制剂规格

片剂：2mg，3mg。注射剂：4mg(2mL)。

六、双嘧达莫

（一）药理作用

对冠状血管有较强的扩张作用，可显著增加冠状动脉流量，增加心肌供氧量。本品不仅不能扩张缺血区的血管，改善其供血情况，反而会使缺血区的血液流向非缺血区，对心肌梗死患者不利。对心绞痛患者短期亦难见效，只有在长期使用后，可能由于促进侧支循环形成而逐渐发挥疗效，能抑制血小板聚集，防止血栓形成。

（二）临床应用

弥散性血管内凝血症，血栓栓塞性疾病。防止冠心病发展。

（三）用法用量

口服。每次 25～100mg，一日 3 次，饭前 1 小时服。在症状改善后，可改为每日 50～100mg，分 2 次服。

（四）不良反应

可有头痛、眩晕、恶心、呕吐、腹泻等。

（五）注意事项

不宜与葡萄糖注射液以外的其他药物混合注射。有出血倾向患者慎用。

（六）制剂规格

片剂：25mg。

七、丹参酮ⅡA

(一)药理作用

能增加冠状动脉血流量,改善缺氧后引起的心肌代谢紊乱,从而提高心肌耐缺氧的能力。还有显著保护红细胞膜的作用。

(二)临床应用

用于冠心病心绞痛、胸闷及心肌梗死,对室性期前收缩也可使用。

(三)用法用量

肌内注射、静脉注射或静脉滴注:每日 1 次 40～80mg。注射用 25％葡萄糖注射液 20mL 稀释,静脉滴注用 5％葡萄糖注射液 250～500mL 稀释。

(四)不良反应

部分患者肌内注射时可有局部疼痛。个别有皮疹反应,停药后即可消失。

(五)制剂规格

注射剂:10mg(2mL)。

八、川芎嗪

(一)药理作用

具有抗血小板聚集的作用,并对已聚集的血小板有解聚作用,尚能扩张小动脉,改善微循环和脑血流,产生抗血栓形成和溶血栓的作用。

(二)临床应用

适用于闭塞性血管疾病、脑血栓形成、脉管炎、冠心病、心绞痛等。

(三)用法用量

口服,每次 100mg,一日 3 次,1 个月为 1 疗程。

肌内注射,盐酸盐注射液每次 40mg 或磷酸盐注射液每次 50～100mg,一日 1～2 次,15 日为一疗程,宜缓慢注射。

静脉滴注,盐酸盐注射液每日 1 次,每次 40～80mg 或磷酸盐注射液每日 1 次,每次 100～150mg,缓慢滴注,10～15 日为一疗程。

(四)不良反应

偶有胃部不适、口干、嗜睡等,饭后服用可避免或减少。注射一般无明显毒副作用。

(五)注意事项

脑出血及有出血倾向的患者禁用。

（六）制剂规格

片剂:50mg。注射液:盐酸盐 40mg(2mL);磷酸盐 50mg(2mL)。

九、葛根素

（一）药理作用

有舒张冠状动脉和脑血管作用,可使正常和痉挛的冠状动脉舒张、降低心肌耗氧量,改善微循环,抑制凝血酶诱导的血小板中 5-HT 释放而具有抗血小板聚集的作用。

（二）临床应用

用于辅助治疗冠心病、心绞痛、心肌梗死,视网膜动、静脉阻塞,突发性耳聋,血性脑血管病,小儿病毒性心肌炎,糖尿病等。

（三）用法用量

(1)静脉滴注:每次 200～600mg 稀释后滴注,每日 1 次,10～20 日为一疗程,可连续使用 2～3 个疗程。

(2)滴眼液:一次 1～2 滴,滴入眼睑内,闭目 3～5 分钟,首日 3 次,以后一日 2 次,早晚各一次。

（四）不良反应

用药开始时出现暂时性腹胀、恶心等消化道反应,继续用药自行消失。偶见急性血管内溶血、寒战、发热、黄疸、腰痛、尿色加深等,需立即停药,及时治疗。

（五）注意事项

严重肝、肾功能不全,心力衰竭和其他严重器质性疾病,出血、贫血、头部创伤、脑出血,严重低血压或血容量不足的患者以及对硝酸盐类药物过敏或过敏体质者禁用。应用本品应定期监测胆红素、网织红细胞、血红蛋白及尿常规。

（六）制剂规格

注射液:100mg(2mL),250mg(5mL),0.2g(100mL),0.5g(250mL)。滴眼液:1%。

十、地奥心血康

（一）药理作用

为中药提取物复方制剂,主要含 8 种甾体皂苷。具有活血化瘀,行气止痛功能,能扩张冠状动脉、增加冠状动脉流量、降低心肌耗氧量、改善心肌缺血、降低血黏滞度、减少血小板聚集、降低三酰甘油等。

（二）临床应用

用于改善冠心病、心绞痛的症状。

（三）用法用量

口服，一次 0.2g，一日 3 次，有效后可改为 1 次 0.1g，一日 3 次。

（四）不良反应

服药初期可有口干、胃肠道不适、头晕等。

（五）制剂规格

胶囊剂、片剂、颗粒剂和软胶囊：0.1g。口服液：0.1g(10mL)。

十一、银杏叶提取物

（一）药理作用

具有扩张冠状动脉血管、脑血管，增加冠状动脉流量及脑血流量，改善心、脑功能的作用，有改善脑缺血所产生的症状和记忆功能，且有解除支气管平滑肌痉挛的作用。

（二）临床应用

用于治疗冠心病心绞痛、脑血管痉挛、脑供血不全、记忆力衰退等。也适用于支气管哮喘、老年性痴呆等病。

（三）用法用量

口服，每次 20～40mg，每日 3 次。

肌内注射，每次 7～15mg，每日 1～2 次。

静脉滴注，每日 87.5～175mg。

（四）不良反应

偶有食欲减退、便稀、腹胀等。肌内注射或静脉滴注时可能出现皮肤反应或刺激现象。

（五）制剂规格

片剂：20mg。

第五章 消化系统临床用药

第一节 抗酸药及抗溃疡药

一、抗酸药及胃黏膜保护药

(一)大黄碳酸氢钠

1.适应证

用于消化不良、食欲缺乏及反酸等。

2.应用

片剂:口服,1~3片/次,3次/日,饭前服。

3.不良反应和注意

偶见轻度恶心。

(1)禁忌证:可能发生穿孔的溃疡患者忌用。

(2)注意事项:①过量服用会抑制胃液分泌,甚至引起恶心,呕吐,腹泻。②如服用过量或发生严重不良反应时应立即就医。

(3)孕妇及哺乳期妇女用药:妊娠高血压慎用。

4.规格

片剂:每片含碳酸氢钠及大黄粉各0.15g,薄荷油等适量。

(二)复方氢氧化铝

1.适应证

胃酸过多;胃溃疡;十二指肠溃疡;胃肠绞痛;甲状旁腺功能减退;肾病型骨软化症。

2.应用

成人:2~4片/次,3~4次/日,饭前半小时或胃痛发作时嚼碎后服。

3.不良反应和注意

①可引起恶心、呕吐、便秘等症状,长期大剂量服用,可致严重便秘,甚至粪结块引起肠梗阻。②老年人长期服用,可导致骨质疏松及老年性痴呆。③肾衰竭患者长期服用可引起骨软化、脑病、痴呆及小细胞性贫血等,特别是对接受血液透析的患者可产生透析性痴呆。

注意事项：①阑尾炎或急腹症时不用；②有便秘作用，故常与镁盐制剂合用；③溃疡大出血时不用；④长期服用时可导致血清磷酸盐浓度下降，影响骨质的形成，应在饮食中酌加磷酸盐；⑤低磷血症患者不宜服用本品；⑥骨折患者不宜服用；⑦氢氧化铝用量大时可吸附胆盐，因而减少脂溶性维生素的吸收，特别是维生素 A；⑧肾功能不全者慎用。

4. 规格

片剂：每片含氢氧化铝 0.245g、三硅酸镁 0.105g、颠茄流浸膏 0.0026g。

(三)碳酸氢钠

1. 作用用途

本品口服后能迅速中和胃中过剩的胃酸，减轻疼痛，但作用持续时间较短。口服易吸收，能碱化尿液，与某些磺胺药同服，可防止磺胺药在尿中析出结晶。尿液碱化可使有机酸自肾小管的重吸收减少，这一作用在苯巴比妥、阿司匹林等中毒解救中有一定应用价值。静脉给予 5%溶液，能直接增加机体的碱储备，使体内氢离子浓度降低。用于代谢性酸血症，也可用于高钾血症，各种原因引起的伴有酸中毒症状的休克，早期脑栓塞以及严重哮喘持续状态经其他药物治疗无效者，用量视病情而定。4%溶液用于冲洗阴道或坐浴，可使阴道内呈碱性，抑制真菌繁殖，用于真菌性阴道炎。5%溶液用于滴耳，有软化耵聍作用。与其他抗酸药配伍用于溃疡的初期及急性胃炎和慢性胃炎急性发作。

2. 用法用量

(1)成人：①口服：每次 0.5～2g，每日 3 次，饭前服用。②静脉滴注：用于代谢性酸血症，伴有水、电解质紊乱及酸碱平衡失调的休克和早期脑栓塞，可直接用 5%溶液滴注，不加稀释，每次 100～200mL。③阴道给药或坐浴：用 4%溶液冲洗阴道或坐浴，每晚 1 次，每次 500～1000mL，连用 7 日。④滴耳：5%溶液，每日 3～4 次。

(2)小儿：静脉滴注：5mL/kg 体重。

3. 注意事项

①严重胃溃疡患者禁用。②充血性心力衰竭、水肿和肾衰竭的酸中毒患者慎用。③静脉滴注本品时，由于迅速的碱化作用，对低钙血症患者可产生阵发性抽搐，而对缺钾患者则可能产生低钾血症(如心肌毒性)的症状。④口服后易产生二氧化碳，可发生腹胀、嗳气，并刺激溃疡面，对严重胃溃疡患者有引起胃穿孔的危险。胃内压和 pH 的升高还能刺激胃幽门部，反射性地引起促胃泌素的释放，导致继发性胃酸分泌增加。如长期大量使用可能引起碱血症，须注意。由于本品存在一定缺点，治疗溃疡病时常与其他碱性药合用，也常与解痉药合用。⑤不宜与胃蛋白酶合剂、维生素 C 等酸性药物合用，可使各自疗效降低。不宜与重酒石酸间羟胺、庆大霉素、四环素、肾上腺素、多巴酚丁胺、苯妥英钠、钙盐等同瓶静脉滴注，可能产生沉淀或分解反应。

4. 剂型规格

①片剂：每片 0.3g；0.5g。②复方碳酸氢钠片(苏打明片，苏打薄荷片)：每片含碳酸氢钠 0.25～0.35g，薄荷油、糖少许。③大黄苏打片：每片含碳酸氢钠及大黄粉各 0.15g，薄荷油适量。④注射剂：每支 0.5g(10mL)；12.5g(250mL)。

（四）复方次硝酸铋

1.适应证

本品可用于胃炎、胃酸过多症等。

2.应用

口服:2～4 片/次,3 次/日,饭后服。

3.不良反应和注意

排便为黑色,胃酸缺乏者忌用。

4.规格

复方片剂:含次硝酸铋 0.175g,碳酸镁 0.2g,碳酸氢钠 0.1g,大黄 0.0125g。

（五）复方铝酸铋

1.适应证

适用于胃溃疡、十二指肠溃疡、慢性浅表性胃炎、胃酸过多和十二指肠球炎等。

2.应用

颗粒剂:口服,1～2 袋/次,3 次/日,饭后吞服,疗程 1～2 个月。

3.不良反应和注意

不良反应较少,偶见便秘、稀便、口干、失眠、恶心、腹泻,停药后可自行消失。服药期间,粪便呈稀便时,可减量服用。

注意事项:①用药不可间断,应坚持完成一个疗程。病愈后,为避免复发,可将剂量减至一日 1～2 片,在主餐后服用。②服用本品时,一般不需禁忌任何食品,但如有严重胃病者,应禁忌饮酒,少食煎炸油腻食品。

4.规格

颗粒剂:1.3g/袋。

（六）枸橼酸铋钾

1.适应证

用于治疗胃及十二指肠溃疡、萎缩性胃炎、浅表性胃炎等。

2.应用

口服:5mL/次,温开水稀释 3 倍后服用,3 次/日,4～8 周为 1 个疗程。如有必要可继续服用 4～8 周。

3.不良反应和注意

①服药期间口内可能带有氨味,并可使舌苔及大便呈灰黑色,停药后自行消失;偶见恶心、便秘。②对本品过敏者禁用,严重肾病患者及孕妇禁用。③本品连续使用不得超过 7 日。④服用本品期间不得服用其他铋制剂,且不宜长期大剂量服用。

4.规格

胶囊剂:0.3g(含铋 110mg)。

(七)吉法醋

1.适应证

治疗胃、十二指肠溃疡。

2.应用

口服:50~100mg/次,3~4次/日,饭后服。

3.不良反应和注意

可有口干、口渴等,急性中毒时可出现运动失调、四肢无力及呼吸困难等。

4.规格

片剂:50mg。

(八)胶体果胶铋

1.适应证

治疗消化性溃疡,特别是幽门螺杆菌相关性溃疡,亦可用于慢性浅表性胃炎和萎缩性胃炎。

2.应用

口服。3粒/次,4次/日,分别于三餐前1小时及临睡时服用,4周为1个疗程。

3.不良反应和注意

偶可出现恶心、便秘等消化道症状。

(1)禁忌:对本品过敏及肾功能不全者禁用。

(2)注意事项:①本品连续使用一疗程后,症状未缓解或消失请复诊。②服药期间若出现黑褐色无光泽大便但无其他不适,为正常现象。停药后1~2日后粪便色泽可转为正常。③服用本品期间不得服用其他铋制剂,且本品不宜长期大剂量服用。

(3)孕妇及哺乳期妇女用药:孕妇禁用。哺乳期妇女应用本品时应暂停哺乳。

4.规格

胶囊剂:50mg(以 Bi 计算)。

(九)硫糖铝

1.适应证

用于治疗胃、十二指肠溃疡及胃炎。

2.应用

①片剂:成人,口服,1g/次,4次/日,饭前1小时及睡前空腹嚼碎服用。②混悬液:口服,成人2~5mL/次,3次/日,餐前1小时及睡前服用。

3.不良反应和注意

较常见的是便秘,个别患者可出现口干、恶心、皮疹、胃痉挛等,发生胃痉挛时可与适当的抗胆碱能药物合用。

(1)注意事项:①本品须空腹时服用,嚼碎与唾液搅和或研成粉末后服下能发挥最大疗效。②本品短期治疗即可使溃疡完全愈合,但愈合后仍可能复发。对严重十二指肠溃疡效果差。③本品如必须与制酸药合用,制酸药应在硫糖铝服后 1 小时给予。④长期大剂量服用本品,可能会造成体液中磷的缺乏,低磷血症患者不宜长期服用。⑤本品连续应用不宜超过 8 周。

(2)孕妇及哺乳期妇女用药:孕妇及哺乳期妇女慎用。

4.规格

片剂:0.25g/片;0.5g/片。混悬液:200mL:40g。

(十)铝碳酸镁

1.适应证

用于缓解胃酸过多引起的胃灼热(烧心)和慢性胃炎。

2.应用

口服,1～2 片/次,3 次/日。餐后 1 小时服用。

3.不良反应和注意

偶见便秘、稀便、口干和食欲缺乏。

注意事项:①本品连续使用不得超过 7 日。②对本品过敏者禁用。③妊娠期头三个月,严重心、肾功能不全者,高镁血症、高钙血症者慎用。④如服用过量或出现严重不良反应,请立即就医。

4.规格

片剂:0.5g/片。

(十一)替普瑞酮

1.适应证

用于胃溃疡。

2.应用

饭后 30 分钟内口服,次/日,1 粒胶囊(50mg)或颗粒剂 0.5g(含本品 50mg)/次。

3.不良反应和注意

①孕妇、儿童应慎用。②不良反应主要有便秘、腹胀、AST 及 ALT 轻度升高、头痛、皮疹及总胆固醇升高等。上述不良反应一般在停药后即可消失。

4.规格

胶囊剂:每胶囊 50mg。颗粒剂:100mg/g。

(十二)铝凝胶

1.适应证

本品适用于胃及十二指肠溃疡及反流性食管炎等,酸相关性疾病的抗酸治疗。

2.应用

①通常 2～3 次/日或在症状发作时服用,1～2 包/次。②食管疾病应于饭后给药。食管裂孔疝、胃-食管反流、食管炎应于饭后和晚上睡觉前服用。胃炎、胃溃疡应于饭前半小

时前服用。十二指肠溃疡应于饭后 3 小时服用。

3.不良反应和注意

糖尿病患者使用本品时,不超过 1 袋。老年患者用药:本品对卧床不起或老年患者,有时会有便秘现象,此时可采用灌肠法。

4.规格

混悬液体剂:20g/包。

(十三)瑞巴帕特

1.适应证

①消化性溃疡;②急、慢性胃炎。

2.应用

成人常用量:口服,0.1g/次,3 次/日,早、晚及睡前服用。

3.不良反应和注意

①血液系统:白细胞减少、血小板减少。②精神神经系统:麻木、眩晕、嗜睡。③消化系统:味觉异常、嗳气、呃逆、呕吐、胃灼热、腹痛、腹胀、便秘、腹泻、口渴。④肝脏:引起丙氨酸转移酶、天门冬氨酸氨基转移酶、γ-谷氨酸转肽酶、碱性磷酸酶、胆红素升高等肝功能异常。⑤内分泌系统/代谢:乳腺肿胀、乳房疼痛、男性乳房肿大、乳汁分泌。⑥呼吸系统:咳嗽、呼吸困难。⑦过敏反应:皮疹、瘙痒、药疹样湿疹、荨麻疹。③其他:月经异常、BUN升高、水肿。

(1)禁忌证:对本药过敏者。

(2)注意事项:①孕妇及儿童慎用。②哺乳期妇女用药时应避免哺乳。③老年患者应注意消化系统的不良反应。

4.规格

片剂:0.1g。

(十四)尿囊素铝

1.适应证

用于胃溃疡、十二指肠溃疡、慢性胃炎。

2.应用

通常成人 1 包/次,3～4 次/日。

3.不良反应和注意

不良反应均为便秘。

(1)禁忌证:正在接受透析的患者,不得服用本制剂。

(2)注意事项:高龄患者应慎用;肾功能障碍的患者慎用本品;因其长期服用可引起铝脑症及铝骨症,所以服用期间要定期检测血中的铝、磷、钾、碱性磷酸酶等的含量。

4.规格

颗粒剂:0.2g。

(十五)丙谷胺

1.适应证

用于胃和十二指肠溃疡,慢性浅表性胃炎,十二指肠球炎。

2.应用

口服。①成人:0.4g/次,3～4 次/日,餐前 15 分钟服用,连续服用 30～60 日。②小儿:10～15mg/(kg.次),3 次/日,餐前 15 分钟服用。

3.不良反应和注意

偶有口干、便秘、瘙痒、失眠、腹胀、下肢酸胀等不良反应,不需要特殊处理;个别报道有暂时性白细胞减少和轻度转氨酶升高。

(1)禁忌证:胆囊管及胆道完全梗阻的患者禁用。

(2)注意事项:①本品抑制胃酸分泌的作用较 H_2 受体拮抗剂弱,临床已不再单独用于治疗溃疡病,但其利胆作用较受重视。②用药期间应避免烟、酒及刺激性食物和精神创伤。

4.规格

胶囊剂:0.2g。

二、抑酸药

(一)H_2 受体阻断药

1.雷尼替丁

(1)适应证:用于治疗十二指肠溃疡、胃溃疡、反流性食管炎、卓-艾综合征及其他高胃酸分泌疾病。

(2)应用

①片剂:a.口服,150mg/次,2 次/日或 300mg/次,睡前 1 次。b.维持治疗:口服,150mg/次,每晚 1 次。c.严重肾病患者,75mg/次,2 次/日。d.治疗卓-艾综合征,600～1200mg/日。

②注射液:a.成人。上消化道出血:50mg/次,稀释后缓慢静脉滴注(1～2 小时)或缓慢静脉推注(超过 10 分钟)或肌内注射 50mg,以上方法可 2 次/日或每 6～8 小时给药 1 次。术前给药:全身麻醉或大手术前 60～90 分钟缓慢静脉注射 50～100mg 或稀释后缓慢静脉滴注 1～2 小时。b.小儿。静脉注射,1～2mg/(kg・次),每 8～12 小时一次。b.静脉滴注:2～4mg/(kg・次),24 小时连续滴注。

(3)不良反应和注意:①常见的有恶心、皮疹、便秘、乏力、头痛、头晕等。②损伤肾功能、性腺功能和中枢神经的不良反应较轻。③少数患者服药后有轻度肝功能损伤,停药后肝功能恢复正常。④长期服用可因持续降低胃液酸度,使食物内硝酸盐还原为亚硝酸盐,形成 N-亚硝基化合物。

禁忌证:孕妇及哺乳期妇女禁用。8 岁以下儿童禁用。

注意事项:①疑为癌性溃疡者,使用前应先明确诊断。②肝功能不全者及老年患者,偶见服药后出现定向力障碍、嗜睡、焦虑等精神状态。③肝、肾功能不全患者慎用。④男性乳房女性化少见,其发病率随年龄的增加而升高。⑤可降低维生素 B_{12} 的吸收,长期使用,可致维生素 B_{12} 缺乏。⑥对本品过敏者禁用。

老年患者用药:老年人小量应用。

(4)规格。片剂:0.15g(按 $C_{13}H_{22}N_4O_3S$ 计)。注射液:按($C_{13}H_{22}N_4O_3S$ 计):2mL:50mg;5mL:50mg。

2.西咪替丁

(1)适应证。注射液:临床主要用于:①各种酸相关性疾病。②治疗带状疱疹和包括生殖器在内的其他疱疹性感染。

(2)应用。①静脉注射:200mg/次,4~6 小时 1 次,不宜超过 2g/日。疗程均为 4~6 周。②片剂:胃与十二指肠溃疡:口服,0.2g/次,3 次/日,饭后服,睡前再加服 0.4g,疗程 4~6 周或 0.4g/次,2g/日,连服 3 个月,也可夜间一次吞服 0.8g,连用 8 周。维持治疗:每晚 0.4g,疗程0.5~1 年。用于反流性食管炎参考以上用法。胃泌素瘤:0.4~0.6g/次,3~4 次/日。上消化道出血:0.2~0.6g 静脉滴注,或 0.2g 缓注,也可直接肌内注射。

(3)不良反应和注意。①消化系统反应:较常见的有腹泻、腹胀、口苦、口干、血清转氨酶轻度升高等,偶见严重肝炎、肝坏死、肝脂肪性变等。②泌尿系统反应:可引起急性间质性肾炎,导致肾功能衰竭。停药后可恢复正常。③造血系统反应:可发生可逆性中等程度的白细胞、血小板减少、自身免疫性溶血性贫血和再生障碍性贫血。④中枢神经系统反应:头晕、头痛、疲乏、嗜睡等较常见。少数患者可出现不安、反应迟钝、言语含糊不清、出汗、局部抽搐或癫痫样发作,以及幻觉、妄想等症状。引起中毒症状的血药浓度多在 $2\mu g/mL$ 以上,而且多发生于老人、幼儿或肝肾功能不全的患者。⑤心血管系统反应:可有心动过缓或过速、面部潮红等。静脉注射时偶见血压骤降、房性早搏、心跳呼吸骤停。⑥对内分泌和皮肤的影响:用药剂量>1.6g/日时可出现男性乳房发育、女性溢乳、性欲减退、阳痿、精子计数减少等,停药后即可消失。可抑制皮脂分泌,诱发剥脱性皮炎、皮肤干燥、皮脂缺乏性皮炎、脱发、口腔溃疡等。皮疹、巨型荨麻疹、药物热等也有发生。

禁忌证:孕妇和哺乳期妇女禁用。

注意事项:①突然停药后可能引起慢性消化性溃疡穿孔,故完成治疗后尚需继续服药(每晚 400mg)3 个月。②本品应用可能会对实验室检查结果构成干扰:口服后 15 分钟内胃液隐血试验可出现假阳性;血液水杨酸浓度、血清肌酐、催乳素、氨基转移酶等浓度均可能升高;甲状旁腺激素浓度则可能降低。③不宜用于急性胰腺炎患者。④严重肝功能不全者服用常规剂量后,其脑脊液的药物浓度为正常人的两倍,故容易中毒。出现神经毒性后,一般只需适当减少剂量即可消失。⑤下列情况应慎用:严重心脏及呼吸系统疾患;慢性炎症;器质性脑病;肾功能中度或重度损害。

孕妇及哺乳期妇女用药:孕妇和哺乳期妇女禁用。

儿童用药:幼儿慎用。

老年患者用药:减量使用。

(4)规格。片剂(盐酸盐):0.2g。胶囊剂:0.2g。注射液:0.2g/2mL。

3.法莫替丁

(1)适应证:用于缓解胃酸过多所致的胃痛、胃灼热(烧心)、返酸。

(2)应用。①片剂:口服,成人1片/次,2次/日。24小时内不超过2片。②胶囊剂:口服,1粒/次,早晚各一次,疗程4~6周。溃疡愈合后的维持量减半。胃泌素瘤可加大剂量:每6小时一次,1粒/次。肾功能不全者应调整剂量。③咀嚼片:咀嚼后咽下。成人,1片/次,2次/日。早、晚餐后或睡前服。24小时内不得超过2片。④注射液:静脉注射或静脉滴注(用于上消化道出血):20mg/次,2次/日,有效后改口服。

(3)不良反应和注意。不良反应有:①少数患者可有口干、便秘、腹泻、皮疹;②偶见轻度转氨酶增高。

注意事项:①本品连续使用不得超过7日,症状未缓解或消失应及时复诊;②对本品有过敏史者、严重肾功能不全者、孕妇及哺乳期妇女禁用;③肝肾功能不全者慎用;④如服用过量或出现严重不良反应,请立即就医。

(4)规格。片剂:20mg。胶囊剂:20mg。咀嚼片:20mg。注射液(门冬氨盐酸):20mg/2mL。

4.枸橼酸铋雷尼替丁

(1)适应证:①胃、十二指肠溃疡;②与抗生素合用,根除幽门螺杆菌。

(2)应用:口服,350mg/次,2次/日,饭前服,疗程不宜超过6周。

(3)不良反应和注意:过敏反应罕见;可能出现肝功能异常;偶见头痛、关节痛及胃肠道功能紊乱;罕见粒细胞减少。

禁忌:对本品过敏者禁用。

注意事项:①本品不宜长期大剂量使用,连续使用不宜超过6周。②服用本品后可见粪便变黑、舌发黑,停药后即会消失。③有急性卟啉症病史或肌酐清除率<25mg/min者,不能采用本品与克拉霉素联合治疗幽门螺杆菌的方案。

孕妇及哺乳期妇女用药:孕妇及哺乳期妇女不用。

儿童用药:儿童不用。

(4)规格。胶囊剂:350mg/粒。

(二)质子泵抑制药

1.埃索美拉唑

(1)适应证:治疗胃食管反流性疾病(GERD)、十二指肠溃疡。

(2)应用:药片应整片吞服。①糜烂性反流性食管炎的治疗:40mg/次,1次/日,连服4周,对于食管炎未治愈或持续有症状的患者建议再服药治疗4周。②已经治愈的食管炎患者防止复发的长期维持治疗:20mg/次,1次/日。③胃食管反流性疾病(GERD)的症状控制:没有食管炎的患者20mg/次,1次/日。如果用药4周症状未获控制,应对患者做进一步的检查。一旦症状消除,随后的症状控制可在需要时口服20mg/次,1次/日。与适当的抗菌疗法联合用药祛除幽门螺杆菌,促进与幽门螺杆菌相关的十二指肠溃疡愈合。④预防与幽门螺杆菌相关的消化性溃疡复发。埃索美拉唑片 20mg＋阿莫西林 1g＋克拉霉素 500mg/次,2 次/日,共 7 日。

(3)不良反应和注意

①已知对埃索美拉唑、其他苯并咪唑类化合物或本品的任何其他成分过敏者。a.常见反应:头痛、腹痛、腹泻、腹胀、恶心、呕吐、便秘。b.少见反应:皮炎、瘙痒、荨麻疹、头昏、口干。

②长期使用该药治疗的患者(特别是使用 1 年以上者)应定期进行监测。

③对于严重肾功能不全的患者,治疗时应慎重。

④对于严重肝功能损害的患者,应采用的剂量为 20mg。

⑤妊娠期妇女使用埃索美拉唑时应慎用。

⑥哺乳期间不用。

⑦儿童不用。

⑧老年患者无须调整剂量。

(4)规格。片剂:20mg/片;40mg/片。

2.奥美拉唑

(1)适应证:适用于胃溃疡、十二指肠溃疡、应激性溃疡、反流性食管炎和卓-艾综合征(胃泌素瘤)。

(2)应用

①胶囊剂:口服,不可咀嚼。a.消化性溃疡:20mg/次,1～2 次/日。每日晨起吞服或早晚各一次,胃溃疡疗程通常为 4～8 周,十二指肠溃疡疗程通常 2～4 周。b.反流性食管炎:20～60mg/次,1～2 次/日。晨起吞服或早晚各一次,疗程通常为 4～8 周。c.卓-艾综合征:60mg/次,1 次/日,以后每日总剂量可根据病情调整为 20～120mg,若一日总剂量需超过 80mg 时,应分为两次服用。

②注射液:静脉注射,40mg/次,1～2 次/日。

(3)不良反应和注意:常见不良反应是腹泻、头痛、恶心、腹痛、胃肠胀气及便秘,偶见血清 ALT、AST 增高、皮疹、眩晕、嗜睡、失眠等。长期治疗在有些病例中出现胃黏膜细胞增生和萎缩性胃炎。

禁忌:对本品过敏者、严重肾功能不全者及婴幼儿禁用。

注意事项:①治疗胃溃疡时,应首先排除溃疡型胃癌的可能。②肝肾功能不全者慎用。③本品为肠溶胶囊,服用时注意不要嚼碎。

孕妇及哺乳期妇女用药:孕妇禁用,哺乳期妇女慎用。

儿童用药:儿童不用,婴幼儿禁用。

(4)规格。胶囊剂:20mg。注射液:40mg/瓶。

3.兰索拉唑

(1)适应证:胃溃疡、十二指肠溃疡、反流性食管炎、卓-艾综合征。

（2）应用

①片剂:治疗胃溃疡和十二指肠溃疡,每日清晨口服 1 次,15～30mg/次。

②胶囊剂:a.十二指肠溃疡,成人 1 次/日,15～30mg/次,连续服用 4～6 周。b.胃溃疡、反流性食管炎、草-艾综合征、吻合口部溃疡,成人 1 次/日,口服 30mg/次,连续服用 6～8 周。c.用作维持治疗、高龄者、有肝功能障碍、肾功能低下的患者,1 次/日,口服兰索拉唑 15mg。本品不良反应主要表现为口干、头晕、恶心。

禁忌:孕妇、哺乳期妇女忌用。

注意事项:儿童不用。

孕妇及哺乳期妇女用药:孕妇、哺乳期妇女忌用。

（4）规格。片剂:15mg/片。胶囊剂:15mg/粒,30mg/粒。

4.雷贝拉唑

（1）适应证:用以治疗胃溃疡、十二指肠溃疡、吻合口溃疡、反流性食管炎、草-艾综合征等。

（2）应用。成人:每日口服 1 次,10mg/次,也可每日口服 1 次,20mg/次。如病情严重及属于复发性、顽固性病例的情况下,可以 1 次/日给予 20mg。胃溃疡、吻合口溃疡、反流性食管炎给药以 8 周为限、十二指肠溃疡给药以 6 周为限。

（3）不良反应和注意:主要不良反应为便秘、湿疹、头痛和腹泻。停药后自行消失。

禁忌:禁用于对雷贝拉唑钠或处方中任何辅料有过敏的患者。有出血史、血友病、脑溢血及严重肝、肾功能不全者禁用。

注意事项:①本药为肠溶胶囊,服用时必须空腹整粒吞服。②治疗胃溃疡时,应首先排除溃疡型胃癌的可能。③下列患者应谨慎使用:a.有药物过敏史的患者;b.肝功能障碍患者;c.高龄患者。

孕妇及哺乳期妇女用药:①孕妇或有可能妊娠的妇女慎用。②不用于哺乳期妇女。

儿童用药:小儿不用。

老年患者用药:本药主要在肝脏代谢,老年患者出现消化系统不良反应时应谨慎给予,必要时应停止用药。

（4）规格。胶囊剂:10mg/粒;20mg/粒。

5.泮托拉唑

（1）适应证:临床用于治疗胃及十二指肠溃疡、胃食管反流疾病以及草-艾综合征等疾病。

（2）应用。①肠溶胶囊:十二指肠溃疡、胃溃疡和反流性食管炎,每日早晨口服一粒。十二指肠溃疡疗程通常为 2～4 周,胃溃疡和反流性食管炎疗程通常为 4～8 周。②注射液:40mg/次,1～2 次/日静点。

（3）不良反应和注意:偶有头晕、失眠、嗜睡、恶心、腹泻和便秘、皮疹、肌肉疼痛等症状。

注意事项:①大剂量使用时,可出现心律不齐、转氨酶增高、肾功能改变、粒细胞降低等。②本品为肠溶制剂,服用时请勿咀嚼。③当怀疑胃溃疡时,应首先排除癌症的可能性。④肝、肾功能不全者慎用。

禁忌证:①哺乳期妇女及妊娠头 3 个月妇女禁用。②对本品过敏者禁用。

(4)规格。肠溶胶囊:40mg/粒。注射液:40mg/支(以泮托拉唑计)。

第二节　胃肠解痉及胃动力药

一、胃肠解痉药

胃肠解痉药又称胃肠动力抑制药,主要为一些抗胆碱药,此外还有一些胃肠平滑肌钙离子拮抗剂。

(一)颠茄

1.药理作用

抗胆碱药,解除平滑肌痉挛,抑制腺体分泌。

2.临床应用

胃及十二指肠溃疡,轻度胃肠、肾和胆绞痛。

3.用法用量

片剂:一次 10~30mg,口服,一日 3 次。酊剂:一次 0.3~1mL,口服,一日 3 次。

4.不良反应

头晕、口干、面部潮红、疲乏等。

5.注意事项

禁用于出血性疾病、青光眼患者以及脑出血急性期,慎用于严重心力衰竭及心律失常者。

6.制剂规格

片剂:每片含颠茄流浸膏 10mg。酊剂:含生物碱 0.03%。浸膏:含生物碱 1%。

(二)丁溴东莨菪碱

1.药理作用

M 胆碱受体阻断药,可选择性地缓解胃肠道、胆道和尿道平滑肌痉挛,但对瞳孔、心脏和腺体影响小。

2.临床应用

用于各种原因引起的胃肠道痉挛、胆肾绞痛等。抑制胃肠蠕动,用于胃、十二指肠以及结肠纤维内镜检查以及其他胃肠道检查的术前准备。

3.用法用量

口服:1 次 10mg,每日 3 次。

肌内注射、静脉注射或滴注：一次 20～40mg 或一次 20mg，间隔 20～30 分钟后再注射 20mg。

4.不良反应

口渴、视力调节障碍、心悸、嗜睡、恶心、呕吐等。

5.注意事项

禁用于青光眼、器质性幽门狭窄或麻痹性肠梗阻、前列腺肥大所致排尿困难患者。慎用于婴幼儿和小儿。静脉注射速度不宜过快，肌内注射应避开神经和血管，不宜在同一部位反复注射。不宜与其他抗胆碱药同时使用。不得与促胃肠动力药如多潘立酮、西沙必利等合用。不应与碱、碘及鞣酸液配伍使用。

6.制剂规格

片剂：10mg,20mg。胶囊剂：10mg。注射液：20mg(1mL)。

（三）格隆溴铵

1.药理作用

季铵类抗胆碱药物，抑制胃酸分泌作用强，胃肠道解痉作用弱。本品抗唾液分泌作用比阿托品更强，作用时间更长。本品不易透过血-脑脊液屏障，对中枢神经系统影响极小。

2.临床应用

用于治疗胃及十二指肠溃疡、胃酸分泌过多等症；静脉注射和肌内注射抑制腺体分泌，用于麻醉前给药。

3.用法用量

口服：一次 1～2mg，一日 3～4 次，饭后及睡前服用。维持剂量：一次 1mg，一日 2 次。肌内或静脉注射：0.2～0.4mg，麻醉前给药。

4.不良反应

心律失常、头痛、头晕、荨麻疹以及肌无力等，用药初期，出现口干现象，1～2 周内可减轻或消失。

5.注意事项

本品禁用于重症肌无力、麻痹性肠梗阻、青光眼以及前列腺肥大等患者。慎用于自主神经功能障碍、冠心病、高血压、甲状腺功能亢进等患者以及儿童和老人。服用本品应监测心电图，预防心律失常。本品与西沙必利合用，减弱后者促胃肠动力作用。本品不能与碱性药物混合。

6.制剂规格

片剂：0.25mg,0.5mg,1mg。胶囊剂：0.5mg。注射液：0.2mg(1mL)。

（四）匹维溴铵

1.药理作用

钙拮抗剂，对胃肠道具有高度选择性，可防止肌肉过度收缩而发挥解痉作用，还可增加肠道蠕动能力。对心血管平滑肌细胞亲和力极低，无明显的抗胆碱能不良反应，可用于前列腺增生以及青光眼患者的肠易激综合征。

2.临床应用

用于肠易激综合征的相关症状以及与胆道功能障碍有关的疾病;还可用于钡剂灌肠前的准备。

3.用法用量

口服:一次 50mg,一日 3 次,进餐时服用。用于钡剂灌肠前准备,一次 100mg,一日 2 次,持续 3 天,检查当天清晨进餐前再服 100mg,不可嚼碎。

4.不良反应

不良反应少,偶见瘙痒、皮疹、恶心等。

5.注意事项

禁用于孕妇和儿童以及对本品过敏者,哺乳期妇女慎用。本品宜整片吞服,不宜咀嚼或含化。应进餐时服用,不宜睡前服用。

6.制剂规格

片剂:50mg。

(五)曲美布汀

1.药理作用

不同于胆碱能药物的胃肠道功能调节药,对胃肠道平滑肌具有双向调节作用。胃肠道功能低下时,作用于肾上腺素能神经受体,抑制去甲肾上腺素释放,增加运动节律;胃肠道功能亢进时,作用于 K 受体,从而改善运动亢进状态。此外,本品还可抑制 K^+ 和 Ca^{2+} 通透性,具有收缩和舒张。

2.临床应用

慢性胃炎的胃肠道症状,肠易激综合征,术后肠道功能恢复以及钡剂灌肠前准备。

3.用法用量

口服:慢性胃炎,一次 100mg,一日 3 次。肠易激综合征,一次 100~200mg,一日 3 次。

4.不良反应

便秘、腹泻、口渴、心动过速、头痛等。有时可出现皮疹,此时需停药。

5.注意事项

慎用于妊娠期及哺乳期妇女和儿童。与西沙必利合用,可减少其对胃肠道动力的促进作用。老年人剂量酌减。

6.制剂规格

片剂:100mg,200mg。

(六)奥替溴铵

1.药理作用

类似钙拮抗剂,特异性作用于肠道平滑肌,具有强烈的解痉作用。

2.临床应用

肠易激或痉挛性疼痛。

3.用法用量

口服:一次 40mg,一日 2～3 次。

4.注意事项

本品治疗量下无不良反应,禁用于青光眼、前列腺肥大患者,慎用于妊娠期及哺乳期妇女。

5.制剂规格

片剂:40mg。

(七)屈他维林

1.药理作用

为特异性平滑肌解痉药,通过抑制磷酸二酯酶,发挥舒张平滑肌的作用,解除痉挛,且不影响自主神经,可用于抗胆碱类解痉药禁用的青光眼和前列腺肥大患者。

2.临床应用

用于治疗胃肠道痉挛、肠易激综合征;胆道痉挛、胆绞痛和其他胆囊疾病;肾绞痛和泌尿道痉挛等;子宫痉挛和痛经等。

3.用法用量

口服:一次 40～80mg,一日 3 次。皮下或肌内注射:一次 40～80mg,一日 1～3 次。

4.不良反应

偶见头晕、恶心。

5.注意事项

禁用于严重肝、肾、心功能不全患者。孕妇与哺乳期妇女禁用。

6.制剂规格

片剂:40mg。注射液:40mg(2mL)。

二、胃动力药和止吐药

(一)甲氧氯普胺

1.适应证

①各种病因所致消化道症状的对症治疗;②反流性食管炎、胆汁反流性胃炎、功能性胃滞留、胃下垂等;③残胃排空延迟症、迷走神经切除后胃排空延缓;④糖尿病性胃轻瘫、尿毒症、硬皮病等胶原疾患所致胃排空障碍。

2.应用

(1)片剂:①成人:5～10mg/次,3 次/日。用于糖尿病性胃排空功能障碍患者,于症状出现前 30 分钟口服 10mg;或于餐前及睡前服 5～10mg,4 次/日。成人总剂量不得超过 0.5mg/(kg·d)。②小儿:5～14 岁,2.5～5mg/次,3 次/日,餐前 30 分钟服,宜短期服用。

小儿总剂量不得超过 0.1mg/(kg·d)。③晕车,口服 5~10mg/次,儿童酌减,上车前 10~15 分钟服,必要时可重复给药。

(2)注射液:肌内注射:10~20mg/次。

3.不良反应和注意事项

①较常见的不良反应为:昏睡、烦躁不安、倦怠无力。②少见的反应有:乳腺肿痛、恶心、便秘、皮疹、腹泻、睡眠障碍、眩晕、严重口渴、头痛、容易激动。③乳汁增多。④大剂量长期应用导致锥体外系反应(特别是年轻人)。

(1)禁忌证:①下列情况禁用:a.对普鲁卡因或普鲁卡因胺过敏者;b.癫痫发作;c.胃肠道出血、机械性肠梗阻或穿孔;d.嗜铬细胞瘤;e.因行化疗和放疗而呕吐的乳癌患者。

②下列情况慎用:a.肝衰竭时;b.肾衰竭时。

(2)注意事项:①醛固酮与血清催乳素浓度可因甲氧氯普胺的使用而升高;②严重肾功能不全患者剂量至少需减少 60%;③若与西咪替丁合用,间隔时间至少要 1 小时;④本品遇光变成黄色或黄棕色后,毒性增高。

(3)孕妇及哺乳期妇女用药:孕妇不用;哺乳期少乳者可短期用之于催乳。

(4)儿童用药:小儿不宜长期应用。

(5)老年患者用药:老年人不宜长期大量应用。

4.规格

片剂:5mg/片。注射液:1mL:10mg。

(二)昂丹司琼

1.适应证

用于治疗和预防癌症患者接受细胞毒性药物化疗和放疗引起的恶心、呕吐。

2.应用

①用于顺铂等药物的止吐:第 1 日于化疗前 15 分钟内缓慢静脉注射或静脉滴注 8mg,接着 24 小时内,静脉滴注 1mg/h。第 2~6 日,餐前 1 小时口服本品,每 8 小时服 8mg。②用于催吐程度不太强烈的化疗药止吐:化疗前,15 分钟内静脉输注本品 8mg 或是化疗前 1~2 小时,口服本品 8mg,接着每 8 小时口服 8mg,连服 5 日。③用于放射治疗的止吐:放疗前 1~2 小时口服 8mg,以后每 8 小时服 8mg,疗程视放疗的疗程而定。④4 岁以上儿童,化疗前 15 分钟内静脉输注 5mg/m²,接着每 8 小时服 4mg,连用 5 日。

3.不良反应和注意事项

①常见头痛、头部和上腹部温热感;偶见便秘、暂时血清转氨酶增加;罕见过敏反应。②对本品过敏者禁用,孕妇及哺乳期妇女慎用。③本品注射液不能与其他药物混于同一注射器中使用或同时输入。

4.规格

片剂:4mg/片,8mg/片。注射液:4mg/支,8mg/支。

(三)多潘立酮

1.适应证

用于消化不良,腹胀、嗳气、恶心、呕吐。

2.应用

①片剂:口服。成人半片～1片/次,2～3次/日,饭前15～30分钟服。②栓剂:直肠给药,60mg/次,2～3次/日。

3.不良反应和注意事项

①偶见轻度腹部痉挛、口干、皮疹、头痛、腹泻、神经过敏、倦怠、嗜睡、头晕等。②有时血清泌乳素水平会升高,出现相关症状后停药可恢复正常。

(1)注意事项:①对本品过敏者禁用。②嗜铬细胞瘤、乳癌、机械性肠梗阻、胃肠出血等疾病患者禁用。③心脏病患者(心律失常)以及接受化疗的肿瘤患者应用时需慎重,有可能加重心律失常。

(2)孕妇及哺乳期妇女用药:孕妇慎用;哺乳期妇女用药尚不明确。

(3)儿童用药:建议儿童使用多潘立酮混悬液。

4.规格

片剂:10mg/片。栓剂:60mg。

(四)格拉司琼

1.适应证

用于放射治疗、细胞毒类药物化疗引起的恶心和呕吐。

2.应用

①片剂:成人通常用量为1mg/次,2次/日,第一次于化疗前1小时服用,第二次于第一次服药后12小时服用。肝、肾功能不全者无须调整剂量。②注射液:静脉滴注。成人用量通常为3mg,于治疗前30分钟给药,大多数患者只需给药一次,对于恶心和呕吐的预防作用可超过24小时。必要时可增加给药次数1～2次,但最高剂量不应超过9mg/d。

3.不良反应和注意事项

常见的不良反应为头痛、倦怠、发热、便秘,偶有短暂性无症状肝脏氨基转移酶增加。上述反应无须特殊处理。

(1)禁忌证:①对本品或有关化合物过敏者禁用。②胃肠道梗阻者禁用。

(2)孕妇及哺乳期妇女用药:①孕妇禁用。②哺乳期妇女需慎用,若使用本品时应停止哺乳。

(3)老年患者用药:老年人无须调整剂量。

4.规格

片剂:1mg(以$C_{18}H_{24}N_4O$计算)。注射液:50mL;格拉司琼3mg与氯化钠0.45g。

(五)替加色罗

1.适应证

肠易激综合征(IBS)妇女的短期治疗。

2.应用

6mg/次,2 次/日,口服,4～6 周为 1 个疗程,必要时可增加 1 个疗程。

3.不良反应和注意事项

主要有恶心、腹痛、腹泻、腹胀、头痛及头晕。

(1)禁忌证:重度肾功能不全者;中、重度肾功能不全者;有肠梗阻、Oddi 括约肌功能障碍或肠粘连史者;对该药或其组分过敏者。

(2)注意事项:治疗期间若出现腹痛突然加重应立即停药。

4.规格

片剂:2mg/片。

(六)托烷司琼

1.适应证

用于女性便秘型肠易激惹综合征患者缓解症状的短期治疗。本品主要用于治疗癌症化疗引起的恶心、呕吐。

2.应用

5mg/d,总疗程 6 日。静脉给药。

3.不良反应和注意事项

常规剂量下的不良反应多为一过性,常见有头痛、便秘、头晕、疲劳及胃肠功能紊乱。

(1)禁忌证:对本品过敏者及妊娠妇女禁用。

(2)注意事项:高血压未控制的患者剂量不宜超过 10mg/d。

(3)孕妇及哺乳期妇女用药:哺乳期妇女不用,妊娠妇女禁用。

(4)儿童用药:儿童不用。

4.规格

注射液:5mg(1mL)。

(七)溴米因

1.适应证

用于治疗妊娠呕吐、神经性呕吐、晕动症、呃逆等引起的呕吐。

2.应用

皮下注射或肌内注射:2mL/次。对顽固性呕吐可适当增加剂量和注射次数。

3.不良反应和注意事项

注意事项:应密切注意使用中普鲁卡因过敏反应。

4.规格

注射液:2mL/支。

三、催吐药

阿扑吗啡

1.作用用途

本品能直接刺激大脑髓质起动囊,包括前庭中枢,兴奋延脑催吐化学敏感区引起的呕吐。注射本品约5～15分钟先发生恶心,继发脑贫血、面色苍白和呕吐。本品为催吐药,用于中毒及不能施行洗胃术的患者。

2.用法用量

皮下注射:成人,每次2～5mg,极量,5mg。小儿,每次0.07～0.1mg/kg体重。

3.注意事项

①已昏迷或有严重呼吸抑制者忌用。②遇有心力衰竭或心衰先兆、腐蚀性中毒、张口反射抑制、醉酒状态明显、癫痫发作先兆、休克前期应慎用或禁用。③有昏睡、晕厥、疲倦无力和直立性低血压等不良反应。④避光密闭贮存,药液如变为绿色不应再用。

4.剂型规格

注射剂:5mg(1mL)。

第三节　泻药及止泻药

泻药是促进排便反射或促使排便顺利的药物,主要包括以下几类:①容积性泻药,如硫酸镁等;②刺激性泻药,如酚酞和比沙可啶等;③润滑性泻药,如液体石蜡等;④软化性泻药,如多库酯钠等。

止泻药通过减少肠道蠕动或保护肠道免受刺激而发挥止泻作用,此类药物包括:阿片制剂(复方樟脑酊)、收敛保护药、吸附药(药用炭)以及具有收敛和减少肠道蠕动作用的药物(地芬诺酯)等。

一、硫酸镁

(一)药理作用

不同给药途径有不同药理作用。①导泻:口服在肠道不被吸收,形成一定的渗透压,使肠内保持大量水分,刺激肠道蠕动排便。②利胆:口服或直接灌入十二指肠,可刺激十二指肠黏膜,反射性引起胆总管括约肌松弛,胆囊收缩,促进胆囊排空而发挥利胆作用。③注射给药可抑制中枢神经系统,对神经肌肉接头有阻断作用,对外周平滑肌有直接舒张作用,从而表现出镇静、镇痉、骨骼肌松弛、血压下降等作用。④外敷患处,可以消炎去肿。

(二)临床应用

用于导泻、利胆、抗惊厥、降血压等。

(三)用法用量

1.导泻

与药用炭合用治疗食物或药物中毒。口服,每次5～20g,清晨空腹服用,同时饮100～400mL水。

2.利胆

一次2～5g或服用33%溶液10mL,一日3次,餐前或两餐间口服。

3.抗惊厥、降血压等

肌内注射,一次1g(10%溶液10mL)或用1%的本品溶液静脉滴注,一次1～2.5g。

(四)注意事项

禁用于肠道出血、急腹症患者以及妊娠期和经期的妇女。导泻时不宜服用大量浓度过高的溶液,避免脱水。静脉注射时要密切观察患者的呼吸与血压,如有中毒,可用10%葡萄糖酸钙注射液注射,以行解救。中枢抑制药中毒不能用本品导泻排毒,以防中枢抑制加重。注射液不可与硫酸链霉素、葡萄糖酸钙、盐酸普鲁卡因、四环素等配伍使用。

(五)制剂规格

注射液:1g(10mL),2.5g(10mL)。灌肠剂:每瓶含50%硫酸镁溶液30mL、甘油60mL、蒸馏水90mL。

二、比沙可啶

(一)药理作用

为接触性缓泻药,通过与肠黏膜接触,刺激其神经末梢,引起直肠反射性蠕动增强而导致排便,还可通过抑制钠离子和氯离子以及水分在结肠内的吸收,增大肠内容积而引起反射性排便。

(二)临床应用

用于急、慢性便秘以及各种术前肠道的清洁。

(三)用法用量

口服给药:一次5～10mg,每日1次。直肠给药:一次10mg,每日1次。

(四)不良反应

少数患者有腹痛感。

(五)注意事项

不宜长期使用,禁用于急腹症以及炎症性结肠病患者。本品不宜进餐1小时内服用,服用本品前后2小时不得服用牛奶或抗酸剂。刺激性强,避免吸入或与眼、皮肤接触,服用时也不宜咀嚼或碾碎本品。

（六）制剂规格

片剂:5mg,10mg。栓剂:5mg,10mg。

三、酚酞

（一）药理作用

刺激性缓泻药,口服后形成可溶性钠盐,刺激结肠黏膜,促使其蠕动,阻止肠液吸收而起缓泻作用,作用可持续 3～4 天。

（二）临床应用

适用于习惯性、顽固性便秘和各种肠道检查前的肠道清洁。

（三）用法用量

睡前口服 50～200mg(8～10 小时后排便)。

（四）不良反应

可出现发疹、过敏反应、肠炎、皮炎及出血倾向等反应。

（五）注意事项

禁用于阑尾炎、肠梗阻、高血压、未明确诊断的肠道出血患者以及哺乳期妇女和婴儿。慎用于幼儿及妊娠期妇女。与碱性药物如碳酸氢钠、氧化镁合用可致尿液和粪便变色。

（六）制剂规格

片剂:50mg,100mg。

四、甘油

（一）药理作用

可润滑并刺激肠壁,软化大便,使之易于排出。

（二）临床应用

适用于习惯性、顽固性便秘。

（三）用法用量

①直肠给药:便秘,使用甘油栓,每次 1 枚,塞入肛门内(成人,用大号栓;小儿,用小儿栓),对小儿及年老体弱者较为适宜。可用本品 50％溶液灌肠。②口服:降眼压和降颅内压,口服 50％甘油溶液(含 0.9％氯化钠),每次 200mL,每日 1 次,必要时每日 2 次,但要间隔 6～8 小时。

（四）不良反应

口服有轻微不良反应,如头痛、咽部不适、恶心、呕吐等,空腹服用时不良反应较明显。

(五)注意事项

禁用于糖尿病、严重脱水、心力衰竭以及伴有头痛、恶心和呕吐的患者。本品 30% 以上高浓度静脉滴注可能导致溶血和血红蛋白尿。

(六)制剂规格

栓剂:1.5g,3g。溶液:10%,50%。

五、蓖麻油

(一)药理作用

口服后分解成蓖麻油酸,刺激小肠,增加蠕动,促进排泄。

(二)临床应用

治疗便秘。

(三)用法用量

1 次 10~20mL。

(四)不良反应

常见恶心和呕吐等。

(五)注意事项

不可与脂溶性驱虫药合用,禁用于孕妇。

(六)制剂规格

溶液:3%。

六、聚乙二醇

(一)药理作用

不易被体内吸收,具有高渗透性,在粪便中保持大量水分,产生容积性和润湿性的导泻作用。

(二)临床应用

对症治疗成人便秘,还可以作为肠镜和钡剂灌肠以及其他术前的肠道清洁准备。

(三)用法用量

临床常用分子量为 3350 或 4000 的聚乙二醇,每日 1~2 袋,溶解于 1000mL 水中口服。

(四)注意事项

禁用于炎症性肠病、肠梗阻和未明确诊断的腹痛患者。服用本品前 1 小时应避免服用其他药物。

（五）制剂规格

散剂:10g。电解质散:137.15g(A 包,含氯化钠和无水硫酸钠混合物共 14.3g;B 包,含氯化钾和碳酸氢钠混合物共 4.85g;C 包,含聚乙二醇 4000 共 118g);69.56g(A 包,含 0.74g 氯化钾和 1.68g 碳酸氢钠;B 包,含 1.46g 氯化钠和 5.68g 硫酸钠;C 包,含 60g 聚乙二醇 4000)。

七、多库酯钠

（一）药理作用

为表面活性剂,口服后可使水和脂肪类物质浸入粪便,使其软化。

（二）临床应用

主要用于排便无力者。

（三）用法用量

经口服给药,成人常规剂量为每日 50～240mg,分次服用;3 岁以下儿童一日剂量为 10～40mg。

（四）不良反应

可引起胃痉挛、腹泻、咽部刺激和口腔味苦、皮疹等不良反应,还具有一定肝毒性。

（五）注意事项

可促进矿物油吸收,两者不可合用。为减少本品咽喉刺激,可以牛奶或果汁送服本品液体制剂。本品连续使用不可超过 1 周。禁用于有恶心及呕吐症状和未确诊的急性腹痛患者。

（六）制剂规格

片剂:100mg。胶囊:50mg,100mg。

八、聚卡波非钙

（一）药理作用

在肠道内可保持游离水分,增加肠道内压力,使肠蠕动增强,从而降低过渡期,产生成形大便。

（二）临床应用

用于慢性便秘、肠道易激综合征以及孕妇、老人、康复期等患者的便秘。

（三）用法用量

口服,一次 1.25g,一日 1～4 次,嚼碎后用水送服,且多次或小剂量给药可减轻腹部和胃肠病胀气。每日最大剂量为 5g。

（四）不良反应

口服不被吸收,不良反应少。

（五）注意事项

禁用于肠梗阻或粪便嵌塞患者以及吞咽困难的患者。慎用于恶心、呕吐、腹痛患者,以及持续性排便习惯改变患者和 6 岁以下儿童。

（六）制剂规格

片剂:0.5g,0.625g。

九、复方地芬诺酯

（一）药理作用

为盐酸地芬诺酯与硫酸阿托品的复方制剂。地芬诺酯为合成的吗啡类似物,直接作用于肠道平滑肌,抑制肠黏膜感受器,降低局部黏膜的蠕动并反射性减弱肠蠕动,延迟肠内容物的通过,促进肠内水分吸收。与阿托品制成复方制剂可减弱地芬诺酯的依赖性倾向。

（二）临床应用

用于功能性腹泻以及药物和结肠炎所致的腹泻。

（三）用法用量

一次 2.5~5mg,一日 2~3 次,于饭后口服,首剂加倍,腹泻改善后减量。

（四）不良反应

偶见恶心、呕吐、头晕、口干、嗜睡、失眠、抑郁、烦躁和皮疹等不良反应。

（五）注意事项

禁用于青光眼患者、脱水患者、严重溃疡性结肠炎患者以及孕妇和 2 岁以下儿童。慎用于肝功能不全患者、正在服用成瘾性药物的患者以及哺乳期妇女。本品具中枢神经系统抑制作用,不宜与其他中枢抑制药如巴比妥类、阿片类、水合氯醛等合用。可使呋喃妥因吸收加倍。本品最小致死量为 200mg/kg,其毒性剂量可致呼吸抑制和昏迷。存在成瘾性,不可大剂量长期使用。

（六）制剂规格

片剂:含盐酸地芬诺酯 2.5mg,硫酸阿托品 0.025mg。

十、洛哌丁胺

（一）药理作用

长效止泻药,直接作用于肠壁阿片受体,阻止乙酰胆碱和前列腺素的释放,抑制胃、肠平滑肌的收缩和肠的蠕动及收缩,延长内容物在小肠的滞留时间,促进水、电解质、葡萄糖的吸收,对肠道过度分泌引起的腹泻有显著抑制作用。

(二)临床应用

急性腹泻和各种病因引起的慢性腹泻,尤其适用于临床上其他止泻药无效的慢性功能性腹泻。

(三)用法用量

口服,成人首次 4mg,儿童首次 2mg,以后每腹泻 1 次服 2mg,直至腹泻停止或用量成人达 16～20mg/d,儿童达 8～12mg/d,连续 5 天。空腹或饭前半小时服用。若无效停服。慢性腹泻待显效后,成人给予 4～8mg/d,长期维持。

(四)不良反应

有发疹、瘙痒、口干、头晕、胃肠道反应等。

(五)注意事项

不宜在下列情况下使用:严重中毒或感染性腹泻者、重症肝损害者、因用抗生素导致假膜性大肠炎患者、肠梗阻、亚肠梗阻患者、2 岁以下小儿、发生胃胀气和严重腹水的小儿及伴有发热和便血的细菌性痢疾。治疗时,注意补充电解质。

(六)制剂规格

胶囊:2mg。

十一、双八面体蒙脱石

(一)药理作用

具有层纹状结构及非均匀性电荷分布。对消化道内的病毒、细菌及其产生的毒素有极强的固定、抑制作用;对消化道黏膜有很强覆盖能力,并通过与黏液糖蛋白相互结合,从质和量两方面修复,提高黏膜屏障对攻击因子的防御能力。不进入血液循环,不影响 X 线检查,不改变正常肠蠕动。

(二)临床应用

用于成人和儿童急、慢性腹泻以及食管炎、胃炎、结肠炎等,还可用于胃肠道疾病所致疼痛的辅助治疗。

(三)用法用量

口服,成人每次 3g,溶于半杯水送服,一日 3 次。治疗慢性腹泻时,剂量酌减。1 岁以下儿童,一日 3g;1～2 岁,一日 3～6g;2 岁以上,一日 6～9g,均分 3 次服用。

(四)不良反应

偶见便秘和大便干结。

（五）注意事项

应注意服用时间：胃炎、结肠炎等应于餐前服用，腹泻患者应于两餐间服用，食管炎和其他患者应于餐后服用。本品可影响其他药物的吸收，应在服用本品 1 小时前服用其他药物。

（六）制剂规格

散剂：3g（以蒙脱石计）。

十二、消旋卡多曲

（一）药理作用

口服后在体内水解为活性物质硫泛，可逆地选择性抑制外周脑啡肽酶，延长消化道内源性脑啡肽的生理活性，减少电解质和水分的过度分泌。

（二）临床应用

主要用于急性腹泻，也可用于与 HIV 和 AIDS 有关的慢性腹泻，还可与洛哌丁胺合用治疗伊立替康引起的腹泻。

（三）用法用量

口服，成人一次 100mg，每日 3 次，饭前服用，连续用药不得超过 1 周。儿童根据体重给药。

（四）不良反应

偶见嗜睡、便秘、恶心和腹痛等不良反应。

（五）注意事项

禁用于对本品和依卡曲尔过敏者以及不能摄入果糖，缺少蔗糖酶和麦芽糖酶的患者。慎用于肠道功能紊乱，肝、肾功能不全，脱水者以及孕妇和哺乳期妇女。本品应慎与细胞色素 P450 抑制剂和诱导剂合用。本品胶囊供成人使用，出现脱水现象可口服补液散。颗粒剂供1 月龄以上儿童使用，可与水、食物或母乳混合均匀服用。

（六）制剂规格

胶囊：100mg。颗粒：10mg，30mg。

十三、药用炭

（一）药理作用

减轻肠内容物对肠壁的刺激，使蠕动减少而止泻，尚有吸着胃肠内有害物质的作用。

（二）临床应用

用于腹泻、胃胀、食物中毒。

（三）用法用量

1 次 1.5～4g,1 日 2～3 次,饭前服用。

（四）注意事项

不宜与维生素、抗生素、磺胺、生物碱、乳酶生、激素、蛋白酶、胰酶等合用。服用本品可影响小儿营养,3 岁以下小儿避免长期服用。贮于干燥处。

（五）制剂规格

片剂:0.15g,0.3g,0.5g。

十四、复方樟脑酊

（一）药理作用

含少量阿片,能增加平滑肌的张力,减低胃肠推进性蠕动,使粪便干燥而止泻。

（二）临床应用

用于较严重的非细菌性腹泻。有较轻度镇咳作用。

（三）用法用量

口服,1 次 2～5mL,1 日 3 次。

（四）不良反应

偶见便秘、恶心和腹痛等。

（五）注意事项

长期应用有产生耐受性和成瘾性的危险。本品禁用于严重肝功能不全、支气管哮喘、婴儿以及哺乳期妇女。腹泻早期和腹胀者也不宜使用。

第六章　内分泌系统临床用药

第一节　甲状腺激素类及抗甲状腺药物

甲状腺激素是甲状腺分泌的激素,包括甲状腺素(四碘甲状腺原氨酸,T_4)和碘甲腺氨酸(三碘甲状腺原氨酸,T_3),为人体正常生长发育所必需,能促进代谢和物质氧化,增加耗氧,提高基础代谢率。T_3为主要的生理活性物质,T_4须转变为T_3才能起发挥作用。其分泌不足或过量都会引起疾病。甲状腺制剂主要用于甲状腺功能低下症、单纯性甲状腺肿及甲状腺肿瘤手术后的辅助治疗,亦可用于甲状腺功能亢进的抑制试验。而抗甲状腺药则用于治疗甲状腺功能亢进症、缓解亢进症状及术前准备等。

一、甲状腺激素类

(一)甲状腺片

甲状腺片为甲状腺激素药,主要用于各种原因引起的甲状腺功能减退症。本品系取猪、牛、等食用动物的甲状腺体制成,主要成分为甲状腺激素,包括甲状腺素(T_4)和三碘甲状腺原氨酸(T_3)两种。

1.适应证
①治疗各种原因的甲状腺功能减退症。②用于婴幼儿甲状腺功能低下。③与抗甲状腺药物联合应用治疗 Graves 病。④治疗地方性甲状腺肿。⑤治疗黏液性水肿昏迷。

2.应用
(1)成人常用量:口服,开始为每日 10～20mg ,逐渐增加,维持量一般为每日 40～120mg ,少数病人需每日 160mg。
(2)婴儿及儿童:起始剂量为完全替代剂量的 1/3 ,逐渐加量。儿童用药须在医生指导和成人监护下进行。

完全替代量推荐为:1 岁以下患儿,8～15mg;1～2 岁,20～45mg;2～7 岁,45～60mg;7 岁以上,60～120mg。

注:由于本品 T_3、T_4 的含量及两者比例不恒定,在治疗中应根据临床症状及 T_3、T_4、TSH 检查调整剂量。

3.不良反应
但使用过量可能会引起心动过速、心悸、心绞痛、心律失常、头痛、神经质、兴奋、不安、失眠、骨骼肌痉挛、肌无力、震颤、出汗、潮红、怕热、腹泻、呕吐、体重减轻等类似甲状腺功能亢进症的症状。

4.规格

片剂:40mg。

(二)左甲状腺素钠

1.适应证

主要用于治疗非毒性的甲状腺肿(甲状腺功能正常);甲状腺肿切除术后,预防甲状腺肿复发;甲状腺功能减退的替代治疗;抗甲状腺药物治疗甲状腺功能亢进症的辅助治疗;甲状腺癌术后的抑制治疗;甲状腺抑制实验。

2.应用

推荐的剂量为一般原则,患者个体日剂量应根据实验室检查以及临床检查的结果来确定。①甲状腺肿(甲状腺功能正常)和甲状腺肿切除术后,预防甲状腺肿复发:口服 75~200μg/次,1 次/日;②成人甲状腺功能减退:初始剂量 25~50μg/次,1 次/日,每 2~4 周增加 25~50μg,直至维持剂量;维持剂量 100~200μg/次,1 次/日;③儿童甲状腺功能减退:初始剂量 12.5~50μg/次,1 次/日;维持剂量 100~150μg/m² /次,1 次/日;④抗甲状腺功能亢进的辅助治疗:50~100μg/次,1 次/日;⑤甲状腺癌切除术后:150~300μg/次,1 次/日;⑥甲状腺抑制试验:200μg/次,1 次/日。

3.不良反应和注意事项

过量可引起毒性反应,重者可引起心律失常(如心房颤动和期外收缩)、心动过速、心悸、心绞痛、呕吐、腹泻、发热、肌肉颤动甚至痉挛、坐立不安、失眠、多汗和体重下降等。一旦发生需立即停药 1 周,再从小剂量开始,急性心肌梗死、急性心肌炎和急性全心炎、未经治疗的禁用。

4.规格

片剂:50μg、100μg。

二、抗甲状腺药

(一)丙硫氧嘧啶

1.适应证

用于各种类型的甲状腺功能亢进症,尤其适用于:①病情较轻,甲状腺轻至中度肿大患者;②青少年及儿童、老年患者;③甲状腺手术后复发,又不适于放射性¹³¹I 治疗者;④手术前准备;⑤作为¹³¹I 放疗的辅助治疗。

2.应用

用于治疗成人甲状腺功能亢进症,开始剂量一般为 300mg/日,视病情轻重设定介于 150~400mg,分次口服,一日最大量 600mg。病情控制后逐渐减量,维持量每日 50~150mg,视病情调整;小儿开始剂量 4mg/(kg·日),分次口服,维持量酌减。用于甲亢术前准备,一次 100mg,一日 3~4 次,使甲状腺功能恢复到正常或接近正常,然后加服 2 周碘剂再进行手术。

3.不良反应和注意事项

不良反应多发生在用药初始的 2 个月。常见有头痛、眩晕,关节痛,唾液腺和淋巴结肿大以及胃肠道反应;也有皮疹、药热等过敏反应,有的皮疹可发展为剥脱性皮炎。个别患者可致黄疸和中毒性肝炎。最严重的不良反应为粒细胞缺乏症,白细胞数低于 4.0×10^9/L 或中性粒细胞低于 1.5×10^9/L 时,应停用或调整用药。

(1)禁忌证:严重肝功能损害、白细胞严重缺乏、对硫脲类药物过敏者禁用。

(2)注意事项:①应定期检查血常规及肝功能。②对诊断的干扰:可使凝血酶原时间延长,AST、ALT、ALP、BIL 升高。③外周血白细胞偏低、肝功能异常患者慎用。

(3)孕妇、哺乳期妇女用药:孕妇慎用,哺乳期妇女禁用。

(4)儿童用药:小儿用药过程中,应避免出现甲状腺功能减低。

(5)老年患者用药:老年人尤其肾功能减退者,用药量应减少。如发现甲状腺功能减低时,应加用甲状腺片。

4.规格

片剂:50mg,100mg。

(二)甲硫氧嘧啶

1.适应证

用于各种类型的甲状腺功能亢进症,尤其适用于:①病情较轻,甲状腺轻至中度肿大患者;②青少年及儿童、老年患者;③甲状腺手术后复发,又不适于放射性[131]治疗者;④手术前准备;⑤作为[131]I 放疗的辅助治疗。

2.应用

用于治疗成人甲状腺功能亢进症,开始剂量一般为每天 300mg,视病情轻重介于 150~400mg,分次口服,一日最大量 600mg。病情控制后逐渐减量,维持量每天 50~150mg,视病情调整;小儿开始剂量每日按体重 4mg/kg,分次口服,维持量酌减。

3.不良反应和注意事项

(1)不良反应:常见有头痛、眩晕、关节痛、唾液腺和淋巴结肿大以及胃肠道反应;也有皮疹、药热等过敏反应,有的皮疹可发展为剥落性皮炎。个别病人可致黄疸和中毒性肝炎。最严重的不良反应为粒细胞缺乏症,故用药期间应定期检查血常规,白细胞数低于 4×10^9/L 或中性粒细胞低于 1.5×10^9/L 时,应按医嘱停用或调整用药。

(2)注意事项:①应定期检查血常规及肝功能。②对诊断的干扰:可使凝血酶原时间延长,使 AST、ALT、ZALP、Bil 升高。③外周血白细胞偏低、肝功能异常患者慎用。④应用本品后,皮疹、粒细胞减少、粒细胞缺乏的发生率较丙硫氧嘧啶高,故目前已较少应用。

4.规格

片剂:100mg。

(三)碘/碘化钾

1.适应证

小剂量碘可促进甲状腺激素的合成和释放,用于防治单纯性甲状腺肿;大剂量碘剂具有抗甲状腺作用,用于:①甲亢术前准备;②治疗甲状腺危象:大剂量碘剂静脉滴注(碘化钠)或多次口服(复方碘溶液),可迅速改善症状。但同时还必须配合大剂量的硫脲类药物治疗。

2.应用

①单纯性甲状腺肿:口服,0.1～0.5mL/次,1次/日,2周为1个疗程,共2个疗程,疗程间隔30～40日。②甲亢术前准备:口服,0.1～0.5mL/次,3次/日,连服1周,剂量由小逐渐增大,术后再由大减小直至停服。③甲状腺危象:3～6mL(30～60滴)/6小时。均稀释后口服。在用碘剂前至少1小时,口服或胃管注入丙硫氧嘧啶100～200mg,以抑制甲状腺激素的合成,以后每6小时重复1次。

①治疗地方性甲状腺肿:0.1～0.5mL/日两周或1～2滴/日30日,停10日后再服用,总疗程为3～6个月。②术前准备:3次/日,每次从5滴开始,以后每日每次增加1滴,10～14日后手术。③甲状腺危象:初次30～45滴,以后每次30滴,6小时一次。

3.不良反应和注意

(1)不良反应:①过敏:血管神经性水肿,黏膜刺激症状。②嗜酸性细胞增加,齿龈肿胀,咽烧灼感,胃不适或吐泻。

(2)注意事项:①服用本品影响摄^{131}I的测定和扫描。②孕妇、哺乳妇女、婴幼儿不用。③口腔疾病慎用。④肺结核、肾功能不良、气管炎、高血钾者慎用。⑤本品不可直接接触口腔黏膜,应放食物中或用水稀释后冲服。⑥与血管紧张素转换酶抑制剂等合用可致高血钾。⑦不可常规治疗甲状腺功能亢进症,其久用有脱逸现象。⑧对于地方性甲状腺肿者用量过大过久时,可致甲状腺功能亢进。⑨本品具有刺激性;有少数对碘过敏的患者可立即或数小时后发生皮疹、剥脱性皮炎、喉头水肿窒息等。对碘过敏患者及浸润性肺结核患者忌用。

4.规格

溶液剂:含碘5%、碘化钾10%。

(四)甲巯咪唑

1.适应证

①甲状腺功能亢进症的药物治疗,尤其适用于不伴有或伴有轻度甲状腺增大(甲状腺肿)的患者及年轻患者。②用于各种类型的甲状腺功能亢进症的手术前准备。③甲状腺功能亢进症患者拟采用放射性碘治疗时的准备用药,以预防治疗后甲状腺毒性危象的发生。④放射碘治疗后间歇期的治疗。

2.应用

(1)成人:开始剂量一般为30mg/日,可按病情轻重调节为15～40mg/日,一日最大量

60mg,分次口服;病情控制后,逐渐减量,每日维持量按病情需要介于5～15mg,疗程一般18～24 个月。

(2)小儿开始时剂量为 0.4mg/(kg·日),最大剂量为 30mg,分次口服。维持量约减半,按病情决定。

3.不良反应和注意

皮疹或皮肤瘙痒及白细胞减少较多见;严重的粒细胞缺乏症较少见;可能出现再生障碍性贫血;还可能致味觉减退、恶心、呕吐、上腹部不适、关节痛、头晕头痛、脉管炎、红斑狼疮样综合征。罕见肝炎、间质性肺炎、肾炎和累及肾脏的血管炎,少见血小板减少、凝血酶原减少或因子Ⅶ减少。

(1)注意事项:①服药期间宜定期检查血常规。②孕妇、肝功能异常、外周血白细胞数偏低者应慎用。③对诊断的干扰:甲巯咪唑可使凝血酶原时间延长,并使血清碱性磷酸酶、AST 和 ALT 升高。还可能引起血胆红素及血乳酸脱氢酶升高。

(2)孕妇、哺乳期妇女用药:哺乳期妇女禁用,孕妇慎用。

4.规格

片剂:5mg;10mg。

(五)卡比马唑(甲亢平)

1.适应证

适用于各种类型的甲状腺功能亢进症,尤其适用于:①病情较轻,甲状腺轻至中度肿大患者;②青少年及儿童、老年患者;③甲状腺手术后复发,又不适于用放射性 ^{131}I 治疗者;④手术前准备;⑤作为 ^{131}I 放疗的辅助治疗。

2.应用

初始剂量每天 30～40mg,最大剂量不超过每天 60mg,分 3～4 次口服,也可 1 次顿服。多于 1～2 周内见效,甲状腺功能正常需 1～3 个月。随后开始减量,每次减 5～10mg,每 2～4 周减 1 次,至能维持甲状腺功能正常的最小剂量,一般为每天 5～10mg,维持 1～2 年以上,停药前可再把剂量减半。治疗过程中可酌情合用甲状腺激素以减少甲亢复发和防治甲减发生。儿童初始用量为每天 15mg,分次口服。

3.不良反应和注意事项

(1)不良反应:较多见皮疹或皮肤瘙痒及白细胞减少;较少见严重的粒细胞缺乏症;可能出现再生障碍性贫血;还可能致味觉减退、恶心、呕吐、上腹部不适、关节痛、头晕头痛、脉管炎、红斑狼疮样综合征。罕见肝炎、间质性肺炎、肾炎和累及肾脏的血管炎,少见致血小板减少、凝血酶原减少或因子Ⅶ减少。

(2)注意事项:因卡比马唑须在体内逐渐水解,转化成甲巯咪唑而起作用,所以在开始应用时可能短期内疗效不如丙硫氧嘧啶、甲巯咪唑显著,但不宜应用过大剂量,防止出现不良反应。

4.规格

片剂:5mg。

第二节　降血糖药

糖尿病是以慢性高血糖为特征的一组异质性代谢性疾病,由多种原因导致胰岛素分泌缺陷和(或)胰岛素作用缺陷所引起,以慢性高血糖伴碳水化合物、蛋白质和脂肪的代谢障碍为特征;可分为1型糖尿病(T1DM)、2型糖尿病(T2DM)、特殊类型糖尿病和妊娠期糖尿病。近30多年来,我国糖尿病患病率显著增加,2015至2017年的一项糖尿病流行病学调查显示,我国18岁及以上人群糖尿病患病率为11.2%。在我国,T2DM占糖尿病患者总数的90%以上。糖尿病的治疗目标是使患者的血糖控制在正常水平或接近正常水平,纠正代谢紊乱,防止或延缓并发症发生,降低病死率,提高患者生活质量。在饮食治疗和适当体育锻炼的基础上根据病情使用药物治疗。TIDM患者内源性胰岛素分泌不足,需用胰岛素治疗。T2DM常用口服降血糖药物或胰岛素治疗。

一、胰岛素

胰岛素是胰腺中胰岛β细胞分泌的激素,由两条多肽链组成(A、B链),A链含21个氨基酸残基,B链含30个氨基酸残基,通过两个二硫链共价相连。最初药用胰岛素一般多由猪、牛胰腺提取。目前可通过重组DNA技术人工合成人胰岛素及胰岛素类似物。

(一)胰岛素

1.作用用途

本品可增加葡萄糖的利用,能加速葡萄糖的无氧酵解和有氧氧化,促进肝糖原的合成和贮存,并能促进葡萄糖转变为脂肪,抑制糖原分解和糖异生。此外还能促进脂肪的合成,抑制其分解。促进蛋白质合成,抑制分解。用于糖尿病,以及重症、消瘦、营养不良者、合并严重代谢紊乱、重度感染、消耗性疾病和进行性视网膜、肾、神经等病变以及急性心肌梗死、脑血管意外者、合并妊娠、分娩及大手术者。也可用于纠正细胞内缺钾情况。

2.用法用量

皮下注射:每日3～4次,餐前15－30分钟注射.剂量根据病情,血糖、尿糖由小剂量(视体重等因素每次2－4IU)开始,逐步调整。静脉注射:主要用于糖尿病酮症酸中毒、高血糖高渗性昏迷等急症时治疗。可静脉持续滴入每小时成人4～6IU,小儿按每小时体重0.1IU/kg,根据血糖变化调整剂量;使用剂量应个体化。一般24小时尿中每2～4g糖需注射1IU。

3.注意事项

①过量可使血糖过低。其症状视血糖降低的程度和速度而定。可出现饥饿感、精神不安、脉搏加快、瞳孔散大、共济失调、昏迷等。必须及时给予食用糖类。出现低血糖休克时,静脉注射5%葡萄糖注射液50mL。②注射部位可有皮肤发红、皮下结节和皮下脂肪萎缩等局部反应。故须经常更换注射部位。③少数发生荨麻疹等。偶见过敏性休克。④极

少数患者可产生胰岛素耐受性；即在没有酮症酸中毒的情况下，每日胰岛素用量高于200IU。⑤低血糖、肝硬化、溶血性黄疸、胰腺炎、肾炎等患者忌用。⑥密闭，在冷处(2～10℃)保存，避免冷冻。使用过程中的不需贮藏在冰箱内，可在室温(最高不超过25℃)条件下最长保存四周，避免光照和受热。⑦可用于老年患者。建议加强血糖监测，并且根据自身调整胰岛素的剂量。

4.剂型

注射剂：每支400IU(10mL)。

(二)重组人胰岛素注射液

1.作用用途

本品为短效人胰岛素，利用重组DNA技术生产的人胰岛素，与天然胰岛素有相同的结构和功能。可调节糖代谢，促进肝脏、骨骼和脂肪组织对葡萄糖的摄取和利用，促进葡萄糖转变为糖原贮存于肌肉和肝脏内，并抑制糖原异生，从而降低血糖。主要作用也是用来替代餐时胰岛素，一般半小时内起效，作用持续时间大约8小时。一般需要餐前30分钟皮下注射。用于1型或2型糖尿病。

2.用法用量

胰岛素的使用应根据医生的指示选择适当剂型、剂量和注射时间。通常用皮下注射的方式给药，也可采用肌内注射或静脉注射的方式给药。一般于早晚餐前15分钟左右皮下注射，但需由医生根据每位患者的病情决定适宜的注射时间。

3.注意事项

①注射局部偶见有红疹等过敏反应。②低血糖患者禁用。③在注射药液前要先检查瓶内内容物的外观，人胰岛素注射液应为无色澄明液体，如果瓶底有沉淀，或有团块状漂浮物切勿使用，如果发现任何异常或需要改变胰岛素剂量时，必须立即向医生咨询。④过量可引起低血糖。⑤胰岛素应2～8℃避光冷藏，最好于冰箱中保存，切勿冷冻或接近冰格，冰冻过的胰岛素不可使用。一定不要使用超过标签上有效期的胰岛素。⑥可用于老年患者。建议加强血糖监测，并且个体化地调整胰岛素的剂量。

4.剂型

注射剂：每支3mL；300IU(1.4mg)。

(三)门冬胰岛素

1.作用用途

本品是速效人胰岛素类似物。胰岛素的降血糖作用是通过胰岛素分子与肌肉和脂肪细胞上的胰岛素受体结合后，促进细胞对葡萄糖吸收利用，同时抑制肝脏葡萄糖的输出来实现的。本品中人胰岛素B链第28位的脯氨酸由天门冬氨酸代替，所以本品形成六聚体的倾向比可溶性人胰岛素低。因此，与可溶性人胰岛素相比，其皮下吸收速度更快，作用持续时间更短。皮下注射后，10～20分钟内起效，最大作用时间为注射后1－3小时，作用持续时间为3～5小时。在餐后4小时内，使血糖浓度下降得更低。用于治疗糖尿病。

2.用法用量

本品起效更快,作用持续时间更短,一般须紧邻餐前注射。必要时,可在餐后马上给药。用量因人而异,应由医生根据患者的病情决定。一般应与至少每日一次的中效胰岛素或长效胰岛素联合使用。成人和儿童:通常为每日每公斤体重 0.5～1.0U。在针对餐时的治疗中,50%～70%的胰岛素需要量由本品提供,其他部分由中效胰岛素或长效胰岛素提供。经皮下注射,部位可选择腹壁、大腿、上臂三角肌或臀部。应在同一注射区域内轮换注射点。本品可经胰岛素泵给药,进行连续皮下胰岛素输注治疗(CSII)。连续皮下胰岛素输注治疗应选择腹壁作为注射部位,并轮换输注点。在使用胰岛素泵输注时,不能与其他胰岛素混合使用。

3.注意事项

①在 1 型糖尿病患者中,可能导致高血糖和糖尿病酮症酸中毒,这可能是致命的。②注射时间应与进餐时间紧密相连,即紧邻餐前。本品起效迅速,所以必须同时考虑患者的合并症及合并用药是否会延迟食物的吸收。③血糖控制有显著改善的患者(如接受胰岛素强化治疗其低血糖的先兆症状可能会有所改变,应提醒患者注意如果发生低血糖症状,因人胰岛素类似物起效迅速的药效学特征,注射本品后低血糖症状的出现会比可溶性人胰岛素早。④可用于老年患者。建议加强血糖监测,并且个体化地调整胰岛素的剂量。

4.剂型

注射剂:每支 3mL:300IU。

(四)赖脯胰岛素

1.作用用途

本品主要成分为赖脯胰岛素,是由基因重组技术生产的人胰岛素类似物,它是将胰岛素 B 链上第 28 位和第 29 位氨基酸互换而产生的。主要作用为调节葡萄糖代谢。此外,胰岛素在机体的不同组织中能产生各种促进合成代谢可促进糖原、脂肪酸、甘油和蛋白质的合成及氨基酸的吸收,同时抑制糖原分解、糖异生、酮体生成、脂肪分解、蛋白质分解及氨基酸生成。适用于治疗需要胰岛素维持正常血糖稳态的糖尿病患者。

2.用法用量

本品可在餐前即时注射。必要时,也可在饭后马上注射。剂量应当由医生根据患者的需要决定。与普通人胰岛素相比,本品皮下注射后起效快,作用持续时间较短(2～5 小时)。因为起效快,所以本品注射(或通过持续皮下输注给药时的推注)可以安排在很接近进餐的时间。本品都可以保持比可溶性人胰岛素更快的起效时间,其作用持续时间取决于剂量、注射部位、血流、温度和体力活动情况。本品可以与长效的人胰岛素或口服磺脲类药物联合使用。赖脯胰岛素起效快(约 15 分钟),因此与普通胰岛素(餐前 30～45 分钟)相比,给药与进餐的时间间隔可以比较短(餐前 0～15 分钟)。

3.注意事项

①过量引起低血糖。②如果采用噻唑烷二酮类与本品联合治疗,应该关注患者心力衰竭方面的体征和症状,体重增加和水肿。如果有任何心功能恶化的症状出现,则应停止

噻唑烷二酮类的使用。③在每次注射前检查胰岛素标签,以避免赖脯胰岛素与其他胰岛素产品的意外混合使用。患者必须在注射笔的剂量计数器上目视验证所注射的单位数。④使用有升高血糖作用的药品可能会增加胰岛素的需要量,如口服避孕药、皮质类固醇药物、甲状腺素替代治疗、达那唑、β_2 受体激动剂(如,利托君、沙丁胺醇、特布他林)。⑤2～8℃避光冷藏。如果最近要用的胰岛素无法冷藏,则应尽量放于阴凉处,避免光照和受热。使用中的胰岛素可在室温保存 1 个月。⑥可用于老年患者。建议加强血糖监测,并且个体化地调整胰岛素的剂量。

4.剂型

①预装注射笔:每支 3mL:300IU。②笔芯注射液:每支 3mL:300IU。

(五)精蛋白人胰岛素

1.作用用途

本品为中效人胰岛素制剂,主要成分为低精蛋白锌重组人胰岛素,重组人胰岛素是通过基因重组技术,利用酵母生产。胰岛素的降血糖作用是通过胰岛素与肌肉和脂肪细胞上的胰岛素受体结合后,促进葡萄糖的吸收;同时,抑制肝脏葡萄糖的释放。本品给药后 1.5 小时之内起效,4～12 小时达到最大效应,全部的作用持续时间大约 24 小时。主要用于治疗糖尿病。

2.用法用量

本品可单独使用或者与短效或速效胰岛素联合使用。皮下注射。本品绝不能用于静脉注射。在大腿做皮下注射;如方便,也可在腹壁部位、臀部或三角肌部位做皮下注射。经大腿皮下给药比经其他注射部位给药吸收过程更加缓慢且稳定。将皮肤捏起注射可将误操作为肌内注射的风险降到最低。注射后针头应在皮下停留至少 6 秒钟,以确保胰岛素被完全注射入体内。为降低发生脂肪代谢障碍的风险,应在同一注射区域内持续更换注射部位。剂量应根据患者的病情个体化,需要量通常在每日每公斤体重 0.3～1.0 国际单位之间。当患者存在胰岛素抵抗时(如处于青春期或肥胖状态),每日的胰岛素需要量可能会增加。而当患者体内存在残余的内源性胰岛素分泌时,每日的胰岛素需要量可能会减少。

3.注意事项

①本品不能用于胰岛素输注泵。所含的间甲酚可能会导致过敏反应。运动员慎用。②胰岛素混悬液不能加到输注液体中。③胰岛素给药量远高于其需求量时,可导致低血糖。漏餐或进行无计划的、高强度体力活动,可导致低血糖。④胰岛素注射剂量不足或治疗中断时,会引起高血糖(特别是在 1 型糖尿病患者中易发生)。⑤可能会发生注射部位反应,包括疼痛、皮肤发红、皮疹、炎症、瘀青、肿胀和瘙痒。在注射区域内持续更换注射部位可以帮助减少或预防这些反应的发生。这些反应通常会在几天到几周内消失。⑥噻唑烷二酮类药物与胰岛素的联合用药,应注意观察患者是否出现充血性心力衰竭的体征与症状,是否出现体重增加和水肿。如发生任何心脏症状的恶化,应停止使用噻唑烷二酮类药物。⑦可用于老年患者,治疗的主要目的是减轻症状和避免低血糖。

4.剂型

注射剂:预装注射笔:每支 3mL:300IU。②笔芯注射液:每支 300IU(3mL)。

(六)甘精胰岛素

1.作用用途

本品为重组人胰岛素类似物,是在人胰岛素 B 链羧基末端增加了两个精氨酸,同时也把 A 链羧基末端 A21 位置的天冬酰胺替换成甘氨酸。由大肠埃希菌通过重组 DNA 技术生产。在中性液中溶解度低,在酸性液(pH4)中完全溶解。皮下注射后,因酸性溶液被中和而形成的微细沉积物,可持续释放少量甘精胰岛素,从而产生预期效果。本品与经由胰岛素受体介导胰岛素的作用相同。用于需胰岛素治疗的成人 1 型和 2 型糖尿病,青少年和年龄在 6 岁及以上儿童的 1 型糖尿病。

2.用法用量

皮下注射:每日 1 次,可在全天任意时间给药,但需在每天同一时间皮下注射给药.须根据患者的病情需要、饮食、运动、从事的工作及伴随疾病等因素,确定用药剂量,并在医生的指导下用药。甘精胰岛素可根据患者病情与短效胰岛素、速效胰岛素类似物和口服药物联合使用。

3.注意事项

①低血糖患者禁用。②处于应激期(如发热、情绪紊乱、疾病)的患者、肝、肾功能损害者以及老年患者慎用。③儿童用药的安全性和有效性尚未确定。④甘精胰岛素注射液不能同于糖尿病酮症酸中毒的治疗,推荐静脉注射常规胰岛素。⑤肾功能损害患者由于胰岛素的代谢减慢,对胰岛素的需要量可能减少。⑥从其他胰岛素治疗改为甘精胰岛素治疗时,可能需改变甘精胰岛素的剂量,并调整其他同时使用的治疗糖尿病药物的剂量。⑦严重肝损害患者由于葡萄糖异生能力降低及胰岛素代谢降低,对胰岛素的需要量可能减少。⑧老年人及进行性肾功能衰退患者,对胰岛素的需要量可能逐渐减少。

4.剂型

注射剂:每支 3mL:300IU。

(七)地特胰岛素

1.作用用途

本品是通过基因重组技术,利用酵母生产;由天冬氨酸代替人胰岛素氨基酸链的 328 位脯氨酸而产生的重组胰岛素类似物。与可溶性人胰岛素相比,本品形成六聚体的倾向较低,故吸收更快(为可溶性人胰岛素的 2~3 倍),餐后血糖浓度下降更为显著,皮下注射本品生物利用度为 38%,用于治疗胰岛病。

2.用法用量

本品是可溶性的基础胰岛素类似物,其作用持续时间长达 24 小时。与其他胰岛素制剂相比,地特胰岛素用于基础一餐时治疗方案相比不引起的体重增加。与中性精蛋白锌胰岛素(NPH 胰岛素)相比较,可引起夜间低血糖的风险较低,因而用于基础一餐时方案治疗时,可以进行更为积极的剂量调整以实现血糖达标。

以空腹血糖作为评价指标,地特胰岛素较人 NPH 胰岛素可以更好地控制血糖。地特胰岛素可以作为基础胰岛素单独使用或者用餐时胰岛素联合使用。还可以与口服抗糖尿病药物联合使用。与口服降糖药联合治疗时,推荐采用地特胰岛素每日一次给药,起始剂量为 10U 或 0.1~0.2U/kg。地特胰岛素的剂量应根据病情进行个体化的调整。

3.注意事项

①低血糖患者禁用。②尚未使用的本品应冷藏于 2~8℃ 的冰箱中(不要太接近冷冻室),不可冷冻。③正在使用的本品不要放于冰箱中,开始使用后,可在室温下(不超过30℃)存放 4 周,4 周之后必须丢弃。④如果本品振摇后不呈均匀的白色雾状混悬液,请勿使用。⑤不使用时盖上笔帽,避光保存。⑤可用于老年患者。建议加强血糖监测,并且自身调整胰岛素的剂量。

4.剂型

注射剂:每支 3mL:300IU。

(八)德谷胰岛素

1.作用用途

本品为赖氨酸 B29(Nε－十六烷二醇－γ－谷氨酸)去(B30)人胰岛素,采用重组 DNA技术,用酿酒酵母制成。德谷胰岛素与人胰岛素受体特异性结合,产生与人胰岛素相同的药效学作用。胰岛素的降血糖作用机制为,胰岛素与肌肉和脂肪细胞上的受体结合后促进葡萄的摄取,同时抑制肝脏输出葡萄糖。

2.用法用量

本品是一种基础胰岛素,可以在每天任何时间皮下注射给药,每日一次,最好在每天相同时间给药。在 2 型糖尿病患者中,本品可单独使用或者与口服抗糖尿病药物、餐时胰岛素联合使用。德谷胰岛素是胰岛素类似物,其效价用单位(U)表示。一(1)单位(U)德谷胰岛素相当于 1 国际单位(IU)人胰岛素、1 单位甘精胰岛素或 1 单位地特胰岛素。

3.注意事项

①注射局部偶有过敏反应,过量引起低血糖。②本品不得使用胰岛素注射泵。③可与中性牛胰岛素混合,以增强疗效。④注射用器具消毒时不要用碱性物质。⑤产生抗体而发生耐药性时,则需要换其他制剂。⑥可用于老年患者。建议加强血糖监测,并且个体化地调整胰岛素的剂量。

4.剂型

注射剂:预装注射笔:每支 3mL:300IU。②笔芯注射液:每支 3mL:300IU。

(九)精蛋白重组人胰岛素混合注射液(30R)

1.作用用途

本品为双时相胰岛素的混合制剂,是 70% 低精蛋白锌人胰岛素和 30% 可溶性中性人胰岛素混合制成,活性成分生物合成人胰岛素是通过基因重组技术,利用酵母生产的。此类型胰岛素兼具有常规胰岛素和中效胰岛素的特点.起始时间为 0.5 小时,作用持续时间可达 14～24 小时,用于治疗糖尿病;适用于需要采用胰岛素来维持血糖水平的糖尿病患者。也适用于早期糖尿病患者的早期治疗以及妊娠期间糖尿病患者的治疗。

2.用法用量

皮下注射。绝不能用于静脉注射。在大腿或腹壁部位做本品的皮下注射;如方便,也可在臀部或三角肌部位做皮下注射。经腹壁部位皮下给药比经其他注射部位给药吸收更快。将皮肤捏起注射可将误操作为肌内注射的风险降到最低。注射后针头应在皮下停留至少 6 秒钟,以确保胰岛素被完全注射入体内。为降低发生脂肪代谢障碍的风险,应在同一注射区域内持续轮换注射部位。

剂量应根据患者的病情个体化。个体胰岛素需要量通常在每日每公斤体重 0.3～1.0 国际单位之间。当患者存在胰岛素抵抗时(如处于青春期或肥胖状态),每日的胰岛素需要量可能会增加。而当患者体内存在残余的内源性胰岛素分泌时,每日的胰岛素需要量可能会减少。注射后 30 分钟内必须进食含有碳水化合物的正餐或加餐。

剂量调整:伴发其他疾病时(特别是感染和发热),通常患者的胰岛素需要会增加。伴发肾脏肝脏疾病或者影响肾上腺、垂体或甲状腺功能的疾病时,可能需要改变胰岛素剂量。当患者的体力活动量或进食量发生改变时,其所用的胰岛素的剂量要做相应的调整。当患者从一种胰岛素制剂换用其他胰岛素制剂时,剂量可能会需要调整。

3.注意事项

①本品在混摇后不呈均匀溶液,请不要使用。②低血糖、糖尿病昏迷者禁用。③使用本品前,检查本品标签以确定胰岛素类型正确。使用前请检查橡皮活塞。如果笔芯已经损坏,或者未使用过的笔芯的橡皮活塞与白色条码带分离,即两者之间出现间隙,请不要使用本品。④因为胰岛素不能通过胎盘屏障,所以不限制糖尿病患者在妊娠期间使用胰岛素治疗。不限制哺乳期妇女使用本品进行治疗。⑤可用于老年患者,治疗的主要目的是减轻症状和避免低血糖症。

4.剂型

①注射剂:每支 10mL:400IU(笔芯)。②注射剂:每支 3mL:300IU(笔芯)。

(十)精蛋白重组人胰岛素混合注射液(50R)

1.作用用途

本品是由低精蛋白锌人胰岛素(50％)和可溶性中性人胰岛素(50％)组成的复方制剂。本药是双时相胰岛素制剂,重组人胰岛素是通过基因重组技术,利用酵母生产。作用相当于短效及中效胰岛素的叠加,与 70/30 混合人胰岛素相比,本药的可溶性中性人胰岛素含量较高,控制餐后高血糖效果更好,用于治疗糖尿病。

2.用法用量

皮下注射。绝不能用于静脉注射。剂量应根据患者的病情个体化。个体胰岛素需要量通常在每日每公斤体重 0.3～1.0 国际单位之间。当患者存在胰岛素抵抗时(如处于青春期或肥胖状态),每日的胰岛素需要量可能会增加。而当患者体内存在残余的内源性胰岛素分泌时,每日的胰岛素需要量可能会减少。注射后 30 分钟内必须进食含有碳水化合物的正餐或加餐。伴发其他疾病时(特别是感染和发热),通常患者的胰岛素需要量会增加。伴发肾脏、肝脏疾病或者影响肾上腺、垂体或甲状腺功能的疾病时,可能需要改变胰岛素剂量。当患者的体力活动量或进食量发生改变时,其所用的胰岛素的剂量要做相应的调整。当患者从一种胰岛素制剂换用其他胰岛素制剂时,剂量可能会需要调整。

3.注意事项

①对人胰岛素或本品过敏或低血糖患者禁用。低血糖是胰岛素治疗期间常见的不良反应,表现为出冷汗、体温降低、皮肤苍白、震颤、头痛、恶心,严重时可能出现意识丧失、暂时或永久性脑损伤,甚至死亡。②注射部位可能会发生脂肪代谢障碍。③从腹壁皮下给药比经其他注射部位给药吸收更快。将皮肤捏起注射可将误操作为肌内注射的风险降到最低。注射后针头应在皮下停留至少 6 秒钟,以确保胰岛素被完全注射入体内。为降低发生脂肪代谢障碍的风险,应在同一注射区域内持续轮换注射部位。④可用于老年患者,治疗的主要目的是减轻症状和避免低血糖症。

4.剂型

注射液:每支 3mL:300IU(笔芯)。

(十一)门冬胰岛素 30

1.作用用途

本品主要成分及其化学名称为:本品含 30% 可溶性门冬胰岛素和 70% 精蛋白门冬胰岛素,其活性成分为门冬胰岛素 11U 相当于 0.035mg 不含盐的无水门冬胰岛素,本品是预装笔芯的胰岛素注射笔,笔芯中装有门冬胰岛素(速效人胰岛素类似物)和精蛋白门冬胰岛素(中效人胰岛素类似物)组成的双时相混悬液,用于治疗糖尿病。

2.用法用量

皮下注射:本品的用量因人而异,应由医生根据患者的病情来决定,本品比双时相(预混)人胰岛素起效更快,所以一般须紧邻餐前注射,必要时,可在餐后立即给药。在 2 型糖尿病患者中,本品可以作为单一疗法治疗,对于单独使用口服降糖药不足以控制血糖的患者,可以口服降糖药合并用药。对于从未用过胰岛素的患者,在 2 型糖尿病中,推荐起始剂量为早餐前 6 小时,晚餐前 6 小时。开始服用本品时也可每日一次。

3.注意事项

①低血糖患者禁用。②本品禁用于静脉给药。③尚未使用的本品应冷藏于 2~8℃ 的冰箱中(不要太接近冷冻室),不可冷冻。④正在使用的本品不要放于冰箱中,开始使用后,可在室温下(不超过 30℃)存放 4 周,4 周之后必须丢弃。⑤如果本品振摇后不呈均匀的白色雾状混悬液,请勿使用。⑥不使用时盖上笔帽,避光保存。⑦如果本品在手掌间滚搓或上下摇动后不呈均匀的白色雾状混悬液,请勿使用。如果笔芯内出现块状物或有固体白色颗粒粘在笔芯底部或瓶壁,呈霜冻状,也不要使用。⑧可用于老年患者,但在年龄超过 75 岁的老年患者中,与口服降糖药联合治疗的经验有限。请遵医嘱。

4.剂型

注射液:每支 3mL:300IU(笔芯)。通过调节旋钮刻度来选择注射剂量的胰岛素注射笔,与长度为 8mm 或更短的诺和针配合使用。

(十二)门冬胰岛素 50

1.作用用途

本品含 50％可溶性门冬胰岛素和 50％精蛋白门冬胰岛素,其活性成分为门冬胰岛素(基因重组技术,利用酵母生产)。11U 相当于 0.035mg 不含盐的无水门冬胰岛素。起效时间 15 分钟,持续时间相对较长(16～24 小时),用于治疗糖尿病。

2.用法用量

经皮下注射,部位可选择大腿或腹壁。如可行,也可选择臀部或三角肌区域。注射点应在同一注射区域内轮换,以降低脂肪代谢障碍风险。本品快速起效并很快达到峰值,一般紧邻餐前注射。必要时,也可在餐后马上注射。本品的用量因人而异,应由医生根据患者的病情而定。为了达到理想血糖控制,建议进行血糖监测和胰岛素剂量调整。成人胰岛素需求量通常为每天每公斤体重 0.5～1.0 单位,可全部或部分来自本品。对有胰岛素抵抗的患者(如:肥胖原因),其每日需要值可能更高;对仍有残余内源性胰岛素分泌的患者,其每日需要量可以更少。对于 2 型糖尿病患者,当单独使用二甲双胍不足以控制血糖时,本品可与二甲双胍联合使用。如果患者增加体力活动、饮食习惯发生改变或伴发其他疾病时,用药剂量可能也要进行调整。

3.注意事项

①漏餐或进行无计划的、高强度体力活动,可导致低血糖。②本品是无菌混悬液,仅供皮下注射,而不能用于静脉和肌内注射.也不可用于胰岛素泵。③如果振摇后瓶底仍有白色沉淀或有块状漂浮则不能应用。④使用前,应将药瓶放置于手掌心中滚转,直至胰岛素呈均匀的混悬液。⑤当噻唑烷二酮类药物与胰岛素联合应用时,曾报告有充血性心力衰竭病例发生,尤其是在有发生充血性心力衰竭危险因素的患者中,如发生任何心脏病症状加重,应停用噻唑烷二酮类药物。⑥可用于老年患者,应加强血糖监测,并根据个体情况调整用药剂量。

4.剂型

注射液:每支 3mL:300IU(笔芯)。

(十三)精蛋白锌重组赖脯胰岛素混合注射液(25R)

1.作用用途

本品组成成分为:赖脯胰岛素 25％,精蛋白锌赖脯胰岛素 75％;赖脯胰岛素是将人胰岛素 B28 位点的脯氨酸和 B29 位点的赖氨酸位置互换而形成的胰岛素类似物。这种互换改变了 B 链末端的空间结构,减少了二聚体内胰岛素单体间的非极性接触和 β 片层间的相互作用,使胰岛素的自我聚合特性发生改变,注射后能较快分解,因此起效较快、作用消失迅速。起效时间 15 分钟,持续时间相对较长(16~24 小时)。适用于需要胰岛素治疗的糖尿病患者。

2.用法用量

可在餐前即时注射。必要时,也可在饭后马上注射。只能以皮下注射方式给药。皮下注射后起效迅速,所以使用时,注射时间与用餐时间可间隔很短。本品的成分中,精蛋白锌赖脯胰岛素(BASAL)的持续作用时间与基础胰岛素 NPH 相似。使用剂量须由医生根据患者病情而定。作用时间随注射剂量、注射部位、血流情况、体温及运动会有所改变。

3.注意事项

①在任何情况下,都不能采取静脉输注方式给药。②在肾功能不全的情况下,会降低胰岛素需求量;在肝功能不全患者的胰岛素需求量可能会减少,但在慢性肝功能不全的患者中,胰岛素抵抗的增加可能导致胰岛素需求增加。③使用前充分摇匀,并立即注射。④长期糖尿病、强化胰岛素治疗、糖尿病神经病变或使用 β-受体阻滞剂等药物时,可能使低血糖的早期预警症状改变或不显著。⑤可用于老年患者,剂量可以个体化调整。

4.剂型

注射液:每支 3mL:300IU(笔芯)。

(十四)精蛋白锌重组赖脯胰岛素混合注射液(50R)

1.作用用途

本品组成成分为:赖脯胰岛素 50%,精蛋白锌赖脯胰岛素 50%;赖脯胰岛素是由基因重组技术生产的人胰岛素类似物。精蛋白作用可使赖脯胰岛素缓慢平稳发挥作用。适用于需胰岛素治疗的糖尿病患者。皮下注射后,在 15 分钟内起效,达峰时间为 30~70 分钟,作用持续时间为 16~24 小时。

2.用法用量

可在餐前即时注射。必要时,也可在饭后马上注射。只能以皮下注射方式给药。皮下注射后起效迅速,所以使用时,注射时间与用餐时间可间隔很短。本品的成分中,精蛋白锌赖脯胰岛素(BASAL)的持续作用时间与基础胰岛素 NPH 相似。使用剂量须由医生根据患者病情而定。作用时间随注射剂量、注射部位、血流情况、体温及运动会有所改变。

3.注意事项

①在任何情况下,都不能采取静脉输注方式给药。②在肾功能不全的情况下,会降低胰岛素需求量;在肝功能不全患者的胰岛素需求量可能会减少,但在慢性肝功能不全的患者中,胰岛素抵抗的增加可能导致胰岛素需求增加。③低血糖发作患者、对赖脯胰岛素或其赋形剂过敏者禁用。④可用于老年患者,剂量个体化调整。

4.剂型

注射液:每支 3mL:300IU(笔芯)。

(十五)德谷门冬双胰岛素注射液

1.作用用途

本品活性组成成分:德谷胰岛素和门冬胰岛素(采用重组 DNA 技术,利用酿酒酵母制成）。1mL溶液含有100单位可溶性基础德谷胰岛素和速效餐时门冬胰岛素,其比值为70/30(相当于2.56mg德谷胰岛素和1.05mg门冬胰岛素)。每支预填充注射笔装有3mL溶液,含有300单位德谷胰岛素和门冬胰岛素。在皮下注射后,可形成稳定的可溶性德谷胰岛素多六聚体,在皮下组织中形成多六聚体的储库,而同时并不干扰门冬胰岛素单体被迅速释放于循环中。德谷胰岛素单体逐渐从多六聚体中分离出来,从而缓慢和持续地将德谷胰岛素释放到循环中。德谷门冬双胰岛素每日一次给药2~3天后可达到基础成分(德谷胰岛素)的稳态血清浓度。德谷门冬双胰岛素保持了已确定的门冬胰岛素的迅速吸收特征。门冬胰岛素的在注射后14分钟起效,浓度峰值在72分钟后出现。德谷胰岛素与血清蛋白的亲和力,相当于在人血浆中血浆蛋白结合率＞99％。门冬胰岛素具有较低的血浆蛋白结合率(＜10％),与常规人胰岛素类似。皮下注射后的半衰期由皮下组织的吸收速率决定。基础成分(德谷胰岛素)的半衰期约为25小时,与剂量不相关。用于治疗成人2型糖尿病。

2.用法用量

可随主餐每日一次或每日两次给药。在进行每日一次给药时,如需要,可改变给药时间,只要本品随最大一餐给药即可。可单独给药,也可与口服抗糖尿病药物联合使用,或与餐时胰岛素联合使用。推荐的每日总起始剂量为10单位,应根据患者的个体需要给药。建议主要根据空腹血糖水平调整剂量。如果患者的体力活动增多、常规饮食改变或伴随其他疾病,则需调整剂量。

3.注意事项

①低血糖患者禁用.漏餐或无计划的剧烈体育运动可能会引起低血糖,如出现低血糖症状,包括冷汗、皮肤冰凉和苍白、颤抖、极度饥饿、心悸、头痛、恶心和焦虑,应立即补充糖分缓解症状。②可能引起钠潴留和水肿。③发生注射部位反应(包括注射部位血肿、疼痛、出血、红斑、结节、肿胀、变色、瘙痒、热感和注射部位肿块),这些反应通常为轻度和一过性,通常在继续治疗期间消退。④从其他胰岛素药品改为本品,必须在严密的医疗监测下进行,可能需要更改剂量。⑤当噻唑烷二酮类药物与本品联合使用时,特别是具有心力衰竭风险因素的患者,应予以注意,观察患者心力衰竭、体重增加和水肿的体征及症状;如发生心脏症状的加重,应停止使用噻唑烷二酮类药物。⑥可用于老年患者,建议加强血糖监测,并个体化地调整胰岛素的剂量。

4.剂型

注射液:每支3mL:300IU(笔芯)。

(十六)德谷胰岛素利拉鲁肽注射液

1.作用用途

本品是一种由德谷胰岛素和利拉鲁肽组成的复方制剂。主要活性成分为德谷胰岛素和利拉鲁肽(采用重组DNA技术,利用酿酒酵母制成)。1mL溶液含有100单位德谷胰岛素和3.6mg利拉鲁肽。每支预填充注射笔装有3mL溶液,含有300单位德谷胰岛素和10.8mg利拉鲁肽。1剂量单位含1单位德谷胰岛素和0.036mg利拉鲁肽。德谷胰岛素的主要作用是调节糖代谢。胰岛素及其类似物通过刺激外周葡萄糖摄取(特别是通过骨骼肌和脂肪)以及通过抑制肝脏葡萄糖生成来降低血糖。胰岛素也可抑制脂肪分解和蛋白质水解,促进蛋白质合成。利拉鲁肽是一种胰高糖素样肽-1(GLP-1)受体激动剂,可增高葡萄糖依赖性胰岛素释放量,降低胰高糖素分泌量,并减缓胃排空过程。适用于血糖控制不佳的成人 2 型糖尿病患者,在饮食和运动基础上联合其他口服降糖药物,改善血糖控制。

2.用法用量

每日一次皮下注射给药。不可静脉或肌内注射。可在一天中的任何时间进行给药,最好在每天相同时间给药。剂量应视患者个体需求而定。建议根据空腹血糖进行剂量调整来优化血糖控制。如果患者体力活动增加、日常饮食改变或发生伴随疾病,可能需要调整剂量。按剂量单位进行给药。每剂量单位含 1 单位德谷胰岛素和 0.036mg 利拉鲁肽。预填充注射笔可以 1 剂量单位为增量,一次注射 1 至 50 剂量单位。最大日剂量为 50 剂量单位(50 单位德谷胰岛素和 1.8mg 利拉鲁肽)。注射笔剂量计数器显示剂量单位的数量。

联合口服降糖药:推荐起始剂量为 10 剂量单位(10 单位德谷胰岛素和 0.36mg 利拉鲁肽)。可以联合现有口服降糖药物。当本品联合磺脲类药物时,应考虑减少磺脲类药物的剂量。

3.注意事项

①遗漏用药的患者,建议一经发现,马上补药,并恢复常规的每日一次给药方案。两次注射之间应至少保证间隔 8 小时。适用于无法在每天的同一时间点给药的患者。②存在甲状腺髓样癌(MTC)既往史或家族史的患者,或罹患多发性内分泌腺瘤病 2 型(MEN2)的患者禁用。③不能用于 1 型糖尿病患者,也不能用于治疗糖尿病酮症酸中毒。④剂量高于患者所需剂量,可能引发低血糖。遗漏进餐或进行计划外的剧烈运动可能会导致低血糖。⑤应告知患者急性胰腺炎的特征性症状。如果疑似出现胰腺炎,应停止本品治疗;如果确诊为急性胰腺炎,则不应重新开始本品治疗。⑥不建议在炎症性肠病和糖尿病性胃轻瘫患者中使用本品。⑦可导致钾从细胞外向细胞内转移,从而可能导致低钾血症。未经治疗的低钾血症可能导致呼吸麻痹、室性心律失常和死亡。如有指征,对有低钾血症风险的患者(如使用降钾药物的患者、使用对血钾浓度敏感药物的患者)进行血钾水平监测。

表 6-1 常用胰岛素及其作用特点

胰岛素制剂	起效时间(h)	峰值时间(h)	作用持续时间(h)
短效人胰岛素(RI)	0.25～1.00	2～4	5～8
门冬胰岛素	0.17～0.25	1～2	4～6
赖时胰岛素	0.17～0.25	10～1.5	4～5
谷顿胰岛素	0.17～0.25	1～2	4～6
中效胰岛素(NPH)	2.5～3.0	5～7	13～16

续表

胰岛素制剂	起效时间(h)	峰值时间(h)	作用持续时间(h)
长效胰岛素(P2)	3～4	8～10	20
甘精胰岛素 U100	2～3	无峰	30
甘精胰岛素 U300	6	无峰	36
地特胰岛素	3～4	3～14	24
德谷胰岛素	1	无峰	42
预混人胰岛素(30R.70/30)	0.5	2～12	14～24
预混人胰岛素(40R)	0.5	2～8	24
预混人胰岛素(50R)	0.5	2～3	10～24
预混门冬胰岛素 30	0.17～0.33	1～4	14～24
预混门冬胰岛素 50	0.25	0.50～1.17	16～24
预混赖脯胰岛素 25	0.25	0.50～1.17	16～24
预混赖酮胰岛素 50	0.25	0.50～1.17	16～24
双胰岛素类似物(德谷门冬双胰岛素 7030)	14	1.2	超过 24

二、口服降糖药

(一)格列本脲

1.作用用途

本品为磺酰脲类降血糖药,降血糖作用比甲苯磺丁脲强。用于单用饮食控制疗效不满意的轻、中度 2 型糖尿病,病人胰岛 β 细胞有一定的分泌胰岛素功能,并且无严重的并发症。

2.用法用量

口服:开始 2.5mg,早餐前或早餐及午餐前各一次,轻症者 1.25mg,一日三次,三餐前服,7 日后递增每日 2.5mg。一般每日 5～10mg,最大用量每日不超过 15mg。

3.注意事项

①下列情况禁用:对本品或其他磺酰脲类药物及磺胺类药过敏者、1 型糖尿病者、伴有酮症酸中毒、昏迷、严重烧伤、外伤、重大手术等应激情况的 2 型糖尿病者、严重肝肾疾病患者、孕妇、白细胞减少者。②肝肾功能不全者、甲状腺功能亢进者、恶心呕吐者、体质虚弱者慎用。③可有腹泻、恶心、呕吐胃肠道不适,白细胞减少、皮肤过敏、低血糖,应减量或停药。④老年病人对本类药的代谢和排泄能力下降,本品降血糖作用相对较强,不宜用本品。

4.剂型

片剂:每片 2.5mg。

（二）格列吡嗪

1.作用用途

本品系第二代磺酰脲类口服降血糖药,主要作用于胰岛β细胞,促进内源性胰岛素分泌;抑制肝糖原分解并促进肌肉利用葡萄糖。从而有效地降低血糖浓度和糖基化血红蛋白;并可改善高脂血症,降低三酰甘油和胆固醇水平,提高高密度脂蛋白胆固醇在总胆固醇中的比例,还可抑制血小板聚集和促进纤维蛋白溶解,因而对血管病变有一定的防治作用。仅用于对单用饮食控制无满意效果的轻、中度非胰岛素依赖型糖尿病(2型)并且无严重糖尿病并发症的患者。

2.用法用量

口服,餐前30分钟服用。单用饮食疗法失败者:起始一般每日2.5～5.0mg,每次增减2.5～5.0mg,一日最大剂量不超过20～30mg,应分2～3次餐前服用。

3.注意事项

①对本品过敏者、对大多数胰岛素依赖型糖尿病、有酮症倾向、合并严重感染及伴有肝、肾功能不全者禁用。②不良反应有恶心、呕吐、腹泻、腹痛、头痛,个别患者会发生暂时性皮疹,偶见低血糖。③可能引起重度的低血糖,可能会导致昏迷,并可能需要住院治疗。治疗中注意早期出现的低血糖症状:头痛、激越、失眠、震颤和大量出汗,以便及时采取措施,严重者应静滴葡萄糖液。④老年患者可以使用,但为降低老年患者、虚弱、营养不良、热量摄入不规律的患者以及肾或肝功能不全的患者发生低血糖的风险,应谨慎决定起始及维持剂量以避免低血糖反应。

4.剂型

片剂:每片5mg。

（三）格列吡嗪控释片

1.作用用途

运用胃肠道治疗系统以可预测的控制速率释放本品。通过刺激胰腺释放胰岛素而降低血糖,此作用依赖于胰岛中有功能的β细胞。适用于非胰岛素依赖型2型糖尿病患者在充分试验饮食治疗和运动效果仍不能令人满意后,在饮食控制的基础上附加使用的药物。

2.用法用量

口服:初始剂量,每日5mg,与早餐同服,根据血糖水平可调整用量。大多数患者每次5mg或10mg,每日1次,即可控制。但某些患者可能需用最大推荐剂量每日20mg。

3.注意事项

①药片必须整片吞下,不要嚼碎,也不要将药片分开或压碎服用。粪便中可出现药片样物,为正常现象,是包裹片剂的不溶性外壳。②有消化道狭窄、腹泻者不宜用本品。③胰岛素依赖性糖尿病、糖尿病性酮症酸中毒、糖尿病昏迷前期或昏迷期对本品过敏者禁用。④肝肾功能、肾上腺功能不全者禁用。⑤老年患者在多次服药后,大约需要延长1～2天才能达到稳态血药浓度。

4.剂型

控释片剂:每片 5mg。

(四)格列齐特

1.作用用途

本品为第二代磺酰脲类抗糖尿病药,可以恢复对葡萄糖做出反应的第一相胰岛素分泌高峰并增加第二相胰岛素分泌;可以见到进餐后诱导或葡萄糖刺激的胰岛素分泌反应明显增加。同时能降低血小板黏附力,减少血浆比黏度,降低二磷酸腺苷(ADP)诱导的血小板聚集,改善微循环。此外还有降低胆固醇蓄积,减少主动脉三磷酸甘油酯和脂肪酸的血浆浓度。适用于单用饮食控制及体育锻炼疗效不满意的轻、中度 2 型糖尿病。用于成年型糖尿病、糖尿病伴有肥胖症或伴有血管病变等。

2.用法用量

口服:起始剂量 80mg,每日 1 次,根据血糖每次 1 片增加剂量,间隔至少 14 天。维持治疗:每天 1 片到 3 片,特殊病例每天 4 片。标准剂量是每天 2 片,分两次服用,剂量范围每日 80～320mg。

3.注意事项

①哺乳期禁用。②服用本品期间应经常检查血常规。③严重的肝脏或肾脏功能不全禁用。④胰岛素依赖型糖尿病人,尤其是幼年型糖尿病,伴有酮症酸中毒,糖尿病昏迷前期的患者禁用。⑤为了减少低血糖发作的危险,必须小心选择病人及所用剂量,并对患者讲解清楚低血糖的情况。⑥对于年龄超过 65 岁的老年患者,开始治疗时每天一次,每次 1/2 片。这个剂量可以逐步增加,直到患者获得满意的血糖控制,但要保证在每次剂量增加后有一个至少间隔为 14 天的维持时间,并且进行严格的血糖监测。

4.剂型

片剂:每片 80mg。

(五)格列喹酮

1.作用用途

本品是一种高活性亲 β 细胞的磺酰脲类口服降糖药,通过刺激胰岛 β 细胞分泌内源性胰岛素。极少量的代谢物经肾脏排泄,大部分代谢产物经胆道系统随粪便排出体外。可以较安全地用于伴有肾功能损害的糖尿病患者。主要用于治疗 2 型糖尿病。

2.用法用量

口服:应于餐前服用,一般从小剂量开始,每日 15～120mg。通常每日可递增 15mg,最佳剂量应为每日 45～60mg。口服剂量 30mg 以内,于早晨 1 次服用,更大剂量就分早、晚或 3 次服用,日最大剂量不得超过 180mg。

3.注意事项

①孕妇及对磺脲类药物过敏者、胰岛素依赖型糖尿病、糖尿病昏迷及昏迷前期、严重代偿失调性酸中毒者禁用。②极少数患者有皮肤过敏反应,胃肠道不适,轻度低血糖、眩

晕及血液系统方面的改变。③本品可减弱患者对酒精的耐受力。④本品也同其他磺酰脲类降糖药一样，与水杨酸类、磺胺类、β受体阻滞剂、氯霉素合用可增强本品作用；与氯丙嗪、拟交感神经药、皮质激素、口服避孕药、烟酸制剂合用可减弱本品的降血糖作用。

4.剂型

片剂：每片 30mg。

（六）格列美脲

1.作用用途

本品主要通过刺激胰岛 β 细胞释放胰岛素发挥作用，这一作用主要基于增加 β 细胞对生理浓度葡萄糖的反应性；与其他磺酰脲类药物相比，对心血管系统的影响更小，它能够减少血小板聚集，并导致动脉粥样硬化斑块形成明显减少。用于控制饮食、运动疗法及减重均不能满意控制血糖的 2 型糖尿病。

2.用法用量

口服：初始剂量为 1mg，每日 1 次。若需要，逐渐增加剂量。如每隔 1～2 个星期，逐步增加剂量至每日 2mg、3mg、4mg、6mg，仅个别患者需用到 8mg。

3.注意事项

①胰岛素依赖型糖尿病、曾有酮症酸中毒病史、糖尿病酮症酸中毒、糖尿病昏迷前期或糖尿病昏迷的患者、孕妇及对磺酰脲类过敏者禁用。②治疗期间，必须定期监测血糖、尿糖及血红蛋白。③不良反应：可见低血糖、恶心、呕吐、腹胀、腹痛；偶见肝酶升高、肝功损害；罕见血小板减少、白细胞减少、溶血性贫血、红细胞缺乏症、过敏性脉管炎、皮肤光过敏和血钠降低。④老年人遵医嘱服用。

4.剂型

片剂：每片 1mg；2mg。

（七）二甲双胍

1.作用用途

本品为双胍类降血糖药，降血糖作用较弱。其作用机制是抑制葡萄糖的肠道吸收，促进脂肪组织摄取葡萄糖，使肌肉组织无氧酵解增加，从而增加葡萄糖的利用。口服吸收迅速，$t_{1/2}$ 为 2.5 小时。不与蛋白质结合，以原形从尿液排泄。用于单用饮食疗法及体育锻炼控制无效的 2 型糖尿病。

2.用法用量

为了减少胃肠道并发症的发生，也为了使用最小剂量的药物使患者的血糖足以控制，应从小剂量开始服用，逐渐增加剂量。治疗开始和调整剂量期间（见推荐的服药计划），测定空腹血糖可用于确定本品治疗反应，以及确定患者最小的有效剂量。此后，应每隔三月测定糖化血红蛋白。

推荐服药计划

(1)肾功能正常(eGFR≥90mL/min/1.73m²)的成人通常本品(盐酸二甲双胍片)的起

始剂量为 500mg,每日二次;或 850mg,每日一次;随餐服用。可每周增加 500mg,或每 2 周增加 850mg,逐渐加至每日 2000mg,分次服用。成人最大推荐剂量为每日 2550mg(即每次 850mg,每天三次)。

(2)肾功能受损患者的剂量调整:eGFR$\geqslant$60mL/min/1.73m^2 无须调整剂量,eGFR 45~59mL/min/1.73m^2 减量,eGFR<45mL/min/1.73m^2 禁用。

3.注意事项

①糖尿病伴酮症酸中毒、对本品过敏者、肌酐清除率异常者、肝、肾功能不全者禁用。②常见胃肠道反应,特殊不良反应包括维生素 B$_{12}$ 缺乏症(>9.9%),严重的不良反应有乳酸性酸中毒、巨幼红细胞性贫血。③接受血管内注射碘化造影剂,检查前后 48 小时暂停使用。④服药期间禁酒。⑤避免与碱性溶液、碱性饮料合用。⑥缓释片、肠溶片不可掰开嚼碎服用。⑦发现有皮疹等过敏反应时应停用。⑧老年患者使用应考虑肾功能,通常不用最大剂量,不推荐 80 岁以上的患者使用,除非其肌酐清除率检查表明其肾功能为降低。不推荐 10 岁以下儿童使用。

4.剂型

片剂:每片 250mg;500mg;850mg。

(八)阿卡波糖

1.作用用途

本品在肠道内竞争性抑制葡萄糖苷酶,可降低多糖及蔗糖分解生成葡萄糖,减少并延缓吸收,因此具有降低饭后高血糖和血浆胰岛素浓度的作用。用于配合饮食控制的 2 型糖尿病和降低糖耐量减低者的餐后血糖。

2.用法用量

用餐前即刻整片吞服或与前几口食物一起咀嚼服用;剂量需个体化,一般每次 50~200mg,每日 3 次。

3.注意事项

①因糖类在小肠内分解及吸收障碍而在肠内停留时间延长,肠道细菌酵解产气增多,可引起肠道多气、腹胀、腹痛、腹泻等;个别亦可出现低血糖反应。②应避免与抗酸药、考来烯胺、肠道吸附剂和消化酶制品同时服用,因为这些药有可能降低本品的作用。③有明显消化和吸收障碍的慢性胃肠功能紊乱者、有肠胀气而可能恶化的疾病(严重疝气、肠梗阻)和严重肾功能损害(肌酐清除率<25ml/min)的患者禁用。④老年人服用无须改变服药剂量和次数。

4.剂型

片剂:每片 50mg;100mg。

(九)伏格列波糖

1.作用用途

本品在肠道内抑制了将双糖分解为单糖的双糖类水解酶(α-葡萄糖苷酶),因而延迟了糖分的消化和吸收，导致饭后高血糖的改善，用于改善糖尿病餐后高血糖。

2.用法用量

餐前服用，即刻进餐；推荐每次 0.2mg，每日 3 次饭前服。疗效不明显时经充分观察可以将 1 次量增至 0.3mg。

3.注意事项

①严重酮体症、糖尿病昏迷或昏迷前的患者、严重感染的患者、手术前后的患者或严重创伤的患者、对本品的成分有过敏史的患者禁用。②不良反应：消化系统有腹泻、软便、腹鸣、腹痛、便秘、食欲缺乏、恶心、呕吐、胃灼热。中枢神经系统有头痛、眩晕、蹒跚、困倦。其他：麻痹、颜面等浮肿、发热感、倦怠感、乏力感、高钾血症、血清淀粉酶上升、高密度脂蛋白降低、发汗、脱毛。③老年人生理机能下降，应从小剂量开始用药（例如 1 次 0.1mg），并留意观察血糖值及消化系统症状等的发生，应慎重用药。

4.剂型

片剂：每片 0.2mg。

（十）米格列醇

1.作用用途

本品属于氧化野尻霉素衍生物，它可延迟摄入的糖分的消化，从而导致餐后血糖浓度只有轻微升高，因此降低血糖。米格列醇可降低 2 型糖尿病患者的糖基化血红蛋白水平。通过糖基化血红蛋白水平而反映出的系统的非酶蛋白糖基化作用，随时间不同而影响血糖浓度。用于作为配合饮食控制的辅助手段，以改善单纯饮食控制不佳的非胰岛素依赖型糖尿病患者（NIDDM）的血糖控制。

2.用法用量

口服：初始剂量：每次 25mg，每日正餐开始时服用，每日 3 次。维持剂量：每次 50mg，每日 3 次。为了改善使用米格列醇时患者胃肠道的不良反应，建议采用从 25mg，每日 3 次，即最低有效量开始，然后逐渐加量的给药方式。使用 4～8 周后，剂量增至 50mg，每日 3 次，维持时间大约 3 个月，随后应检测糖基化血红蛋白水平。最大剂量：每次 100mg，每日 3 次。

3.注意事项

①糖尿病酮症酸中毒、炎性肠病、结肠溃疡、肠梗阻、有肠梗阻倾向的患者、慢性肠道疾病有明显胃肠功能紊乱或伴有可能进一步加重出现肠胀气情况的患者、对该药物或其成分过敏者禁用。②严重肾功能低下的糖尿病患者慎用。③使用米格列醇是配合饮食疗法的一种辅助手段而非其替代品，它不能作为一种避免节制饮食的方便方法来使用。④可能的不良反应有腹痛、腹泻、胃胀气等胃肠道症状和皮疹等。⑤老年人用药的有效性与安全性与年轻人之间无显著差别。⑥严重肾功能损害（肌酐清除率＜25ml/min）的患者不推荐使用。

4.剂型

片剂：每片 50mg。

(十一)罗格列酮

1.作用用途

本品属噻唑烷二酮类降糖药,为高选择性过氧化物酶体增殖激活受体 γ(PPARγ)的激动剂,激活脂肪、骨骼肌和肝脏等胰岛素所作用组织的(PPARγ)核受体,从而调节胰岛素应答基因的转录,控制血糖的生成、转运和利用。本品的绝对生物利用度为 99%。食物不改变其吸收。约 64% 从尿中排泄,约 23% 从粪便中排出。适用于 2 型糖尿病患者。单一服用本品,并辅以饮食控制和运动可控制。在此基础上如控制不佳时可与二甲双胍或磺酰脲类药物联合应用。

2.用法用量

口服:治疗应个体化。①起始剂量为每日 4mg,每日 1 次或分 2 次服用,经 12 周的治疗后,若空腹血糖控制不理想,可加量至每日 8mg。②与磺酰脲类药物合用,本品的起始用量为每日 4mg,可单次或分 2 次服用。如出现低血糖,需减少磺酰脲类药物用量。③与二甲双胍合用,本品的起始用量为每日 4mg,可单次或分 2 次服用。合用时不会发生因低血糖而需调整二甲双胍用量的情况。

3.注意事项

①对本品或其中成分过敏者禁用。②肝功不全、水肿者慎用。③本品在胰岛素存在的条件下才发挥作用,故不宜用于 1 型糖尿病或糖尿病酮症酸中毒患者。女性患者如不注意避孕,则有妊娠的可能。④服用本品患者可见轻度白细胞计数减少。⑤可于空腹或进餐时服用。⑥少数患者可出现轻、中度的贫血和水肿,一般不需停止治疗。⑦老年患者无需调整剂量。

4.剂型

片剂:每片 1mg;4mg。

(十二)吡格列酮

1.作用用途

本品是噻唑烷二酮(TZD)类口服降糖药,是一种胰岛素增敏剂。本品比曲格列酮降糖作用良好,且毒性低。本品适用于 2 型糖尿病患者,可与饮食控制和体育锻炼联合改善血糖控制。本品可单独使用,当饮食控制、体育锻炼和单药治疗不能满意控制血糖时,它也可与磺酰脲类、二甲双胍或胰岛素合用。

2.用法用量

口服,服药与进食无关:①初始剂量,每次 15mg 或 30mg,每日 1 次。如初始剂量疗效不佳,可加量,直至 45mg,每日 1 次。②联合用药治疗:与磺酰脲类药合用时,本品初始剂量为 15mg 或 30mg,每日 1 次,磺酰脲剂量可维持不变。当患者发生低血糖时,应减少磺酰脲用量;与二甲双胍合用时,本品初始剂量可为 15mg 或 30mg,每日 1 次。二甲双胍剂量可维持不变,不会引起低血糖。

3.注意事项

①对本品过敏者禁用。②本品不适用于治疗 1 型糖尿病及其引起的酮症酸中毒。

③本品与胰岛素或其他降糖药同用时,有发生低血糖的危险,应减少合用药的用量。④应用本品可能会因胰岛素敏感性增加而恢复排卵,如不采取避孕措施,有怀孕的可能。⑤孕妇和哺乳期妇女慎用。⑥65 岁以上患者用药的安全性和有效性与年轻患者无显著差别。

4.剂型

片剂:每片 15mg,30mg。

(十三)瑞格列奈

1.作用用途

本品通过与不同的受体结合以关闭 β 细胞膜中 ATP 依赖性钾通道,从而刺激胰腺释放胰岛素使血糖水平快速地降低。用于饮食控制、降低体重及运动锻炼不能有效控制高血糖的 2 型糖尿病。

2.用法用量

通常在餐前 15 分钟内服用,也可掌握在 0~30 分钟,误餐或加餐应针对此餐相应减少或增加一次服药。口服:起始剂量为 0.5mg,以后如需要可每周或每两周作调整。通常在餐前 15 分钟内服用。最大的推荐单次剂量为 4mg,进餐时服用。但最大日剂量不应超过 16mg。

3.注意事项

①严重肾功能或肝功能不全的患者、孕妇和哺乳期妇女、伴随或不伴昏迷的糖尿病酮症酸中毒患者、1 型糖尿病患者、对本品过敏者禁用。②肝肾功能不全者慎用。③不良反应有低血糖、视觉异常、腹泻、恶心、呕吐、便秘、肝功酶指标升高、皮肤瘙痒、发红、荨麻疹等。④老年患者从小剂量开始,逐渐调整剂量,75 岁以上慎用。

4.剂型

片剂:每片 0.5mg;1.0mg;2.0mg。

(十四)那格列奈

1.作用用途

本品通过与 β 细胞膜上的 ATP 敏感性 K^+ 通道受体结合并将其关闭,使细胞去极化,钙通道开放,钙内流,刺激胰岛素的分泌,降低血糖。那格列奈促胰岛素分泌作用依赖于葡萄糖水平,在葡萄糖水平较低时,促胰岛素分泌减弱。那格列奈有高度的组织选择性,与心肌和骨骼肌的亲和力低。其主要治疗作用是降低餐时血糖。本品可以单独用于经饮食和运动不能有效控制高血糖的 2 型糖尿病患者。也可用于使用二甲双胍不能有效控制高血糖的 2 型糖尿病患者,采用与二甲双胍联合应用,但不能替代二甲双胍。那格列奈不适用于对磺酰脲类降糖药治疗不理想的 2 型糖尿病患者。口服那格列奈片后迅速吸收,药物浓度平均峰值通常出现在服药 1 小时内,绝对生物利用度约为 72%。

2.用法用量

口服:①单独应用:餐前 120mg。②与二甲双胍联合应用:剂量应根据定期的 HbA1c 检测结果调整。

3.注意事项

①哺乳期妇女、1 型糖尿病(胰岛素依赖型糖尿病)患者、糖尿病酮症酸中毒患者禁用。②重度感染、手术前后或有严重外伤以及中重度肝功能损害患者慎用。③孕妇和儿童用药的安全性尚不明确,不推荐使用。④可能出现的不良反应有:低血糖,一过性肝酶增高、皮疹、瘙痒、荨麻疹、胃肠道反应(腹痛、消化不良、腹泻)、头痛等,除低血糖外其他不良反应极少出现。⑤老年人用药不需调整剂量。

4.剂型

片剂:每片 60mg,120mg。

(十五)西格列汀

1.作用用途

本品为二肽基肽酶 4(DPP-4)抑制剂,肠促胰岛激素包括胰高糖素样多肽-1(GLP-1)和葡萄糖依赖性促胰岛素分泌多肽(GIP),由肠道全天释放,并且在进餐后水平升高。肠促胰岛激素是参与葡萄糖内环境稳态生理学调控的内源性系统的一部分。当血糖浓度正常或升高时,GLP-1 和 GIP 可通过涉及环磷腺苷的细胞内信号途径增加胰腺 β 细胞合成并释放胰岛素。此外,GLP-1 还可以抑制胰腺 α 细胞分泌胰高糖素。胰高糖素浓度的降低和胰岛素水平的升高可降低肝葡萄糖生成,从而降低血糖水平。GLP-1 和 GIP 的作用具有葡萄糖依赖性,当血糖浓度较低时,GLP-1 不会促进胰岛素释放,也不会抑制胰高糖素分泌。当葡萄糖水平高于正常浓度时,GLP-1 和 GIP 促进胰岛素释放的作用增强。此外,GLP-1 不会损伤机体对低血糖的正常胰高糖素释放反应。GLP-1 和 GIP 的活性受到DPP-4 酶的限制,后者可以快速水解肠促胰岛激素,产生非活性产物。西格列汀能够防止DPP-4 水解肠促胰岛激素,从而增加活性形式的 GLP-1 和 GIP 的血浆浓度。通过增加活性肠促胰岛激素水平,西格列汀能够以葡萄糖依赖的方式增加胰岛素释放并降低胰高糖素水平。单药治疗,本品配合饮食控制和运动,用于改善 2 型糖尿病患者的血糖控制。当单独使用盐酸二甲双胍血糖控制不佳时,可与盐酸二甲双胍联合使用,在饮食和运动基础上改善 2 型糖尿病患者的血糖控制。本品配合饮食控制和运动,用于改善经胰岛素单药治疗或胰岛素联合二甲双胍治疗后、经一种磺脲类药物单药治疗或经一种磺脲类药物联合二甲双胍治疗后血糖控制不佳的 2 型糖尿病患者的血糖控制。

2.用法用量

本品单药或与二甲双孤联合治疗、或与磺脲类药物联合治疗(加用或不加用二甲双瓜)或与胰岛素联合治疗(加用或不加用二甲双瓜)的推荐剂量为 100mg,每日一次。本品可与或不与食物同服。

3.注意事项

①Ⅰ型糖尿病患者或糖尿病酮症酸中毒患者、对本品过敏患者禁用。②常见低血糖、头痛、鼻咽炎、上呼吸道感染。③严重不良反应:胰腺癌、胰腺炎、全身性过敏、血管神经性水肿、横纹肌溶解和肾功能异常等。④警惕持续性呕吐等急性胰腺炎症状,应及时停止使用本品。⑤合用可导致低血糖风险增加的药物:磺脲类降糖药、ACEI、ARB、胰岛素、胺碘

酮等。⑥老年人不需要依据年龄进行剂量调整。

4.剂型

片剂:每片 100mg。

(十六)沙格列汀

1.作用用途

沙格列汀是二肽基肽酶 4(DPP4)竞争性抑制剂,可降低肠促胰岛激素的失活速率,增高其血液浓度,从而以葡萄糖依赖性的方式减少 2 型糖尿病患者空腹和餐后的血糖浓度。餐后,从小肠释放到血液中的肠促胰岛激素浓度升高,如胰高血糖素样肽-1(GLP-1)和葡萄糖依赖性促胰岛素肽(GIP),促进胰腺 β 细胞以葡萄糖依赖性的方式释放胰岛素,而DPP4 会使其失活。用于治疗 2 型糖尿病,单药或联合二甲双胍。

2.用法用量

本品不得切开或掰开服用。口服,推荐剂量 5mg,每日 1 次,服药时间不受进餐影响。

3.注意事项

①对本品有严重超敏反应史(如速发型过敏反应、血管神经性水肿或剥脱性皮肤损害)者。②常见上呼吸道感染、尿路感染、头痛。③严重不良反应:超敏反应、重度和失能性关节痛、胰腺炎等。④与胰岛素促泌剂或胰岛素合用,应警惕低血糖。⑤如发生漏服,在下次服药时不需服用双倍剂量。⑥老年患者应根据肾功能慎重选择用药剂量。

4.剂型

片剂:每片 2.5mg,5.0mg。

(十七)维格列汀

1.作用用途

本品在高血糖期间,通过升高肠降血糖素水平,增加胰岛素/胰高血糖素的比率,导致空腹和餐后肝脏葡萄糖生成量减少,进而降低血糖。用于治疗 2 型糖尿病。可与二甲双胍、磺酰脲类、噻唑烷二酮类降糖药物合用。

2.用法用量

口服,餐时或非餐时均可服用。每次 50mg,每日 2 次;与磺酰脲类合用时,推荐剂量为 50mg,每日清晨给药 1 次。不推荐使用 100mg 以上剂量。

3.注意事项

①不能作为胰岛素的替代品用于需要补充胰岛素的患者,不适用于 1 型糖尿病患者,亦不能用于治疗糖尿病酮症酸中毒。②常见荨麻疹、胰腺炎、多汗、心悸、皮肤及皮下组织异常。③服药后有眩晕不良反应的患者,应避免驾驶车辆或操作机器等活动。④老年患者无须调整剂量,75 岁以上应慎用。

4.剂型

片剂:每片 50mg。

（十八）利格列汀

1.作用用途

本品是二肽基肽酶 4（DPP-4）抑制剂，DPP-4 能够降解肠促胰岛素激素样多肽-1（GLP-1）以及葡萄糖依赖性促胰岛素多肽（GIP）。利格列汀能够升高活性肠促胰岛素激素的浓度，以葡萄糖依赖性的方式刺激胰岛素释放，降低循环中的高血糖素水平。这两种肠促胰岛素激素都参与了葡萄糖稳定的生理调节。一天内肠促胰岛素分泌维持较低的基础水平，进餐后马上升高。在葡萄糖水平正常或升高的条件下，GLP-1 和 GIP 能增加胰腺 β-细胞分泌胰岛素的生物合成和分泌。此外，GLP-1 还能减少胰腺 α 细胞的胰高血糖素分泌，肝葡萄糖排出量减少。利格列汀适用于治疗 2 型糖尿病，可与二甲双胍、磺酰脲类药物联合使用。

2.用法用量

本品可在每天的任意时间服用，餐时或非餐时均可服用。口服，推荐剂量为 5mg，每日 1 次。

3.注意事项

①禁用于对利格列汀有过敏史，诸如荨麻疹、血管性水肿或支气管高敏反应的患者。②不良反应：鼻咽炎、腹泻、咳嗽、低血糖、胰腺炎、过敏反应和肌痛。③警惕持续性呕吐等急性胰腺炎症状，应及时停药。④肾功能不全患者、肝功能不全患者均不需要调整剂量。⑤老年患者无须调整剂量。

4.剂型

片剂：每片 5mg。

（十九）阿格列汀

1.作用用途

本品为二肽基肽酶-4（DPP-4）抑制剂。进食可刺激小肠分泌浓度升高的肠降血糖素进入血流，如胰高血糖素样肽-1（GLP-1）和葡萄糖依赖性促胰岛素多肽（GIP）。这些激素引起胰岛 β 细胞以葡萄糖依赖性方式释放胰岛素，但这些激素可在数分钟内被 DPP-4 酶灭活。阿格列汀抑制 DPP-4 活性，可减慢这些肠降血糖素的灭活，由此增加这些激素的血浓度，并以葡萄糖依赖性方式降低 2 型糖尿病患者的空腹和餐后血糖。阿格列汀用于治疗 2 型糖尿病。

2.用法用量

可与食物同时或分开服用。推荐剂量为 25mg，每日一次。

3.注意事项

①1 型糖尿病、糖尿病酮症酸中毒或对本品成分过敏者禁用。②不良反应：低血糖、急性胰腺炎、肝酶升高、过敏反应、暴发性肝衰竭。③警惕持续性呕吐等急性胰腺炎症状，应及时停药。④在 65 岁或以上患者和较年轻患者间，未观察到总体安全性或有效性存在差异。

4.剂型

片剂:每片 12.5mg,25mg。

(二十)艾塞那肽

1.作用用途

艾塞那肽是合成肽类,最初在钝尾毒蜥中发现,是肠促胰岛素分泌激素类似物,有与肠促胰岛素分泌激素类似的增强葡萄糖依赖性胰岛素分泌和其他抗高血糖作用。本品促进胰腺 β 细胞葡萄糖依赖性地分泌胰岛素、抑制胰高血糖素过量分泌并且能够延缓胃排空。通过降低 2 型糖尿病患者的空腹和餐后血糖浓度来改善血糖控制。用于改善 2 型糖尿病患者的血糖控制,适用于单用二甲双胍、磺酰脲类,以及二甲双胍合用磺酰脲类,血糖仍控制不佳的患者。

2.用法用量

每次给药应在大腿、腹部或上臂皮下注射。起始剂量为每次 5 微克(μg),每日二次,在早餐和晚餐前 60 分钟内(或每天的 2 顿主餐前;给药间隔大约 6 小时或更长)皮下注射。不应在餐后注射本品。根据临床应答,在治疗 1 个月后剂量可增加至每次 10 微克,每日二次。

3.注意事项

①对于胰岛素依赖型患者本品不可以替代胰岛素。不适用于 1 型糖尿病患者或糖尿病酮症酸中毒的治疗。②本品为无色澄明液体,当溶液有颗粒、浑浊或变色时不得使用。过有效期后不得使用。③尚无本品静脉或肌内注射的安全性和有效性资料。④使用 GLP-1 受体激动剂可能伴有发生急性胰腺炎的风险。⑤老年患者用药无特殊要求。

4.剂型

注射液:每片 5μg,10μg。

(二十一)利拉鲁肽

1.作用用途

本品是一种酰化人胰高糖素样肽-1(GLP-1)受体激动剂,其 97％的氨基酸序列与内源性人 GLP-1(7-37)同源。GLP-1(7-37)占血液中所有内源性 GLP-1 的 20％以下。与 GLP-1(7-37)相似,利拉鲁肽可活化 GLP-1 受体,GLP-1 受体是一类膜结合细胞表面受体,在胰腺 β 细胞中通过刺激性 G 蛋白 Gs,与腺苷酸环化酶偶联。当葡萄糖浓度升高时,利拉鲁肽可以增加细胞内环磷腺苷(cAMP),从而导致胰岛素释放。当血糖浓度下降并趋于正常时,胰岛素分泌减少。利拉鲁肽还可以葡萄糖依赖性地减少胰高糖素分泌。血糖水平降低的机制还涉及胃排空延迟。本品适用于成人 2 型糖尿病患者控制血糖,适用于降低伴有心血管疾病的 2 型糖尿病成人患者的主要心血管不良事件(心血管死亡、非致死性心肌梗死或非致死性卒中)风险。

2.用法用量

皮下注射,不得静脉给药或肌内注射。起始剂量为每天 0.6mg。至少 1 周后,剂量应增加至 1.2mg。推荐每日剂量不超过 1.8mg。每日 1 次皮下注射,可在任意时间注射,最好每日同一时间注射。

3.注意事项

①有甲状腺髓样癌既往史或家族史者,以及 2 型多发性内分泌肿瘤综合征患者禁用。②胃肠道不适:恶心、呕吐、便秘、腹痛、胰腺炎。③注射部位可选择腹部、大腿或者上臂。在改变注射部位和时间时无须进行剂量调整。④轻度、中度或重度肾功能受损的患者不需要进行剂量调整。轻度或中度肝功能受损患者不需要进行剂量调整。目前不推荐本品用于重度肝功能受损患者。⑤每次使用新注射笔进行注射前,应排出空气。每次注射时请使用新的针头,从而避免污染、感染、漏液、针头堵塞和剂量不准确的风险。⑥老年患者不需要根据年龄进行剂量调整。

4.剂型

注射液:3mL:18mg(预填充注射笔)。

(二十二)利司那肽

1.作用用途

本品是一种 GLP-1 受体激动剂。GLP-1 是内源性肠促胰岛素激素,通过与 GLP-1 受体的特异性相互作用,促进胰腺 β 细胞葡萄糖依赖性的胰岛素分泌,减少胰高血糖素的分泌,延缓胃排空。利司那肽适用于在饮食控制和运动基础上接受二甲双胍单药或联合磺脲类药物和/或基础胰岛素治疗血糖控制不佳的成年 2 型糖尿病患者,以达到血糖的控制目标。

2.用法用量

每日一次给药,给药时间在每日任何一餐前一小时内。当选择了最方便的一餐后,最好在同一餐前注射。如果遗漏了一次给药,应在下一餐前一小时内注射。起始剂量为 $10\mu g$,每日一次,应用 14 天。维持剂量:在第 15 天开始 $20\mu g$ 为固定维持剂量,每日一次。

3.注意事项

①本品不用于治疗 1 型糖尿病患者和糖尿病酮症酸中毒患者。②应告知患者警惕急性胰腺炎的特征性症状:持续性的重度腹痛,必要时停药。③应告诫患者潜在的胃肠不良反应导致的脱水风险,采取预防措施避免体液耗竭。④已冷冻的本品不得使用。⑤老年患者不需要根据年龄调整剂量。

4.剂型

注射液:$10\mu g$ 剂量(绿色,预填充注射笔),$20\mu g$ 剂量(深紫红色,预填充注射笔)

(二十三)度拉糖肽

1.作用用途

本品是一种人胰高血糖素样肽-1(GLP-1)受体激动剂,与内源性 GLP-1(7-37)具有 90% 的氨基酸序列同源性。在胰腺 β 细胞中,GLP-1 受体是一类膜结合细胞表面受体,可与腺苷酸环化酶偶联。度拉糖肽可激活 GLP-1 受体,增加 β 细胞内环磷酸腺苷(cAMP)含

量,导致葡萄糖依赖性胰岛素释放;还可抑制胰高血糖素分泌并延缓胃排空。适用于成人
2 型糖尿病患者的血糖控制。

2.用法用量

经皮下注射给药,部位可选择腹部、大腿或上臂。不能静脉或肌内注射。可在一天内
任意时间注射,和进餐与否无关。始剂量为 0.75mg 每周一次。为进一步改善血糖控制,
剂量可增加至 1.5mg 每周一次。最大推荐剂量为 1.5mg 每周一次。

3.注意事项

①禁用于有甲状腺髓样癌(MTC)个人既往病史或家族病史的患者或者 2 型多发性内
分泌腺瘤综合征(MEN2)的患者。②不得用于 1 型糖尿病患者或糖尿病酮症酸中毒的治
疗;不能代替胰岛素。③应告知并观察患者急性胰腺炎的特征性症状包括持续性剧烈腹
痛。若怀疑发生了胰腺炎,应停用。④报告严重胃肠道反应的肾损伤患者应监测肾功能。
⑤老年患者无需根据患者年龄进行剂量调整。

4.剂 型

注射液:0.75mg:0.5mL(预填充注射笔)。1.5mg:0.5mL(预填充注射笔)。

(二十四)司美格鲁肽

1.作用用途

司美格鲁肽是通过基因重组技术,利用酿酒酵母细胞生产的人胰高血糖素样肽-1
(GLP-1)类似物,与人 GLP-1 有 94% 的序列同源性。司美格鲁肽作为 GLP-1 受体激动
剂,可选择性地结合并激活 GLP-1 受体,GLP-1 受体是天然 GLP-1 的靶点。GLP-1 是一
种通过 GLP-1 受体介导而对葡萄糖代谢产生多种作用的生理激素。司美格鲁肽通过刺激
胰岛素分泌和降低胰高血糖素分泌的机制来降低血糖,两者均为葡萄糖依赖性。因此当
血糖升高时,胰岛素分泌受到刺激而胰高血糖素分泌受到抑制。司美格鲁肽降低血糖的
机制还涉及轻微延迟餐后早期胃排空。本品半衰期延长的主要机制是与白蛋白结合,使
其肾清除率降低和保护其不被代谢降解;此外,还能抵抗 DPP-4 酶的降解而保持稳定。本
品适用于成人 2 型糖尿病患者的血糖控制;还适用于降低伴有心血管疾病的 2 型糖尿病成
人患者的主要心血管不良事件(心血管死亡、非致死性心肌梗死或非致死性卒中)风险。

2.用法用量

皮下注射。起始剂量为 0.25mg 每周一次。4 周后,应增至 0.5mg 每周一次。在以
0.5mg 每周一次治疗至少 4 周后,剂量可增至 1mg 每周一次,以便进一步改善血糖控制水
平。本品 0.25mg 并非维持剂量。不推荐每周剂量超过 1mg。

3.注意事项

①本品不得用于 1 型糖尿病患者或用于治疗糖尿病酮症酸中毒。本品并非胰岛素的
替代品。②禁用于有 MTC 个人既往病史或家族病史的患者,或 MEN2 患者。③尚无本
品在纽约心脏病学会(NYHA)分级 Ⅳ 级的充血性心力衰竭患者中的使用经验,因此不推
荐此类患者使用本品。④已有糖尿病视网膜病变的患者在接受胰岛素治疗的基础上加用
本品时应慎重。⑤如发生遗漏用药,应在遗漏用药后 5 天内尽快给药。如遗漏用药已超

过 5 天,则应略过遗漏的剂量,在正常的计划用药日接受下一次用药。在每种情况下,患者均应恢复每周一次的规律给药计划。⑥老年患者不需要根据年龄调整剂量。在年龄≥75 岁的患者中的治疗经验有限。

4.剂型

注射液:1.34mg/mL:3mL(预填充注射笔)。1.34mg/mL:1.5mL(预填充注射笔)。

(二十五)达格列净

1.作用用途

本品是一种钠-葡萄糖协同转运蛋白 2(SGLT2)抑制剂,通过抑制 SGLT2(负责肾小管滤过的葡萄糖重吸收的主要转运体),减少滤过葡萄糖的重吸收,从而促进尿糖排泄。本品还可以减少钠的重吸收,增加钠向远端小管的输送。适用于 2 型糖尿病成人患者改善血糖控制。

2.用法用量

晨服,不受进食限制。起始剂量为 5mg,每日 1 次。对需加强血糖控制且耐受 5mg、每日 1 次的患者,剂量可增加至 10mg,每日 1 次。

3.注意事项

①不适用于治疗 1 型糖尿病或糖尿病酮症酸中毒。②不良反应有:低血压、酮症酸中毒、急性肾损伤和肾功能损害、尿脓毒症和肾盂肾炎、低血糖、生殖器真菌感染、膀胱癌等。③治疗期间监测低血压体征和症状。④应注意尿路感染的指征,并及时处理。⑤老年患者不建议按年龄进行调整剂量。

4.剂型

片剂:每片 5mg,10mg

(二十六)恩格列净

1.作用用途

恩格列净是一种钠葡萄糖共转运体 2(SGLT-2)抑制剂,通过减少肾脏的葡萄糖重吸收,降低肾糖阈,促进葡萄糖从尿液排出。适用于治疗 2 型糖尿病。

2.用法用量

口服,推荐剂量是早晨 10mg,每日一次,空腹或进食后给药。在耐受本品的患者中,剂量可以增加至 25mg。

3.注意事项

①不建议用于 1 型糖尿病患者或用于治疗糖尿病酮症酸中毒。②开始使用本品前,应评估血容量下降情况,如有血容量下降,应纠正容量状态。开始治疗后,应监测低血压的体征和症状,如遇预期可发生血容量下降的临床情况,应增加监测。③监测患者是否出现急性肾损伤的症状和体征。如果出现急性肾损伤,则马上停用本品,并开始治疗。④治疗可增加尿路感染的风险。如有指征,应评价患者尿路感染的体征和症状,及时给予治

疗。⑤接受本品治疗的患者,如出现伴随着发热或不适的生殖器或会阴部的疼痛或压痛、红斑、肿胀,应进行坏死性筋膜炎评估。如果怀疑为坏死性筋膜炎,应立即使用广谱抗生素治疗,必要时进行外科清创。同时停止服用本品。⑥老年患者不建议按年龄进行剂量调整。

4.剂型

片剂:每片 10mg,25mg。

(二十七)卡格列净

1.作用用途

本品是一种钠-葡萄糖协同转运蛋白(SGLT2)抑制剂。肾小管管腔滤过的葡萄糖主要经表达于近端肾小管的 SGLT2 进行重吸收,通过抑制 SGLT2 减少肾脏对滤过葡萄糖的重吸收,降低肾糖阈(RTG),增加尿糖排泄,从而降低血糖。适用于改善成人 2 型糖尿病患者的血糖控制。

2.用法用量

口服,推荐起始剂量为 100mg 每天一次,当天第一餐前服用。对于耐受本品 100mg 每天一次的剂量、肾小球滤过率估计值(eGFR)$\geqslant 60ml/min/1.73m^2$ 且需要额外血糖控制的患者,剂量可增加至 300mg 每天一次。

3.注意事项

①不建议用于 1 型糖尿病患者或用于治疗糖尿病酮症酸中毒。②对卡格列净过敏者,如出现过敏反应或血管性水肿禁用。③常见不良反应便秘、尿路感染、生殖器真菌感染、皮疹、瘙痒、荨麻疹等。④严重不良反应:下肢截肢、骨折、会阴坏死性筋膜炎、酮症酸中毒、低血糖症、急性肾损伤。⑤在开始本品治疗前,应评估肾功能,并在治疗开始后定期进行评估。对于既往未接受过本品治疗的血容量不足患者,开始本品治疗前建议纠正这种情况。⑥应监测服用本品的患者是否出现下肢部位的感染、下肢新发疼痛或触痛、疮或溃疡,如出现这些并发症应停药。

4.剂型

片剂:每片 100mg,300mg。

(二十八)糖维胶囊

1.作用用途

本品是由中药黄芪、西洋参、黄精、天花粉、葛根、黄连、丹参和化学药格列本脲组成的复方制剂。本品具有益气养阴,化瘀清热功能。用于气阴两虚夹瘀所致消渴,症见倦怠乏力、自汗、口渴喜饮、心烦、溲赤、舌暗或有瘀斑、舌干少津、苔薄或花剥、脉细数;用于 2 型糖尿病见上述证候者。

2.用法用量

口服:餐前 30 分钟服用,每次 3～5 粒,每日 3 次或遵医嘱。

3.注意事项

①严重肾功能不全、糖尿病伴酮症酸中毒、昏迷、胰岛素依赖型糖尿病患者及孕妇禁

用。②偶有轻微胃肠道反应。③用药期间请注意监测血糖,并根据血糖调整服用量。

4.剂型

胶囊剂:每粒 0.5g(含格列本脲 0.5mg)。

(二十九)糖尿乐胶囊

1.作用用途

本品是由红参、山药、天花粉、黄芪、地黄、枸杞、知母、山茱萸、葛根、五味子等 13 味中药组成的复方制剂。本品可降低血糖含量,可使血清胰岛素水平及肝糖原含量升高,可使肾上腺素所致高血糖明显降低,肝糖原含量明显增加,具有改善糖耐量作用。具有滋阴补肾、益气润肺,和胃生津功能。用于消渴症引起的多食、多饮、多尿,四肢无力等症,降低血糖、尿糖。能有效改善糖尿病各种并发症。

2.用法用量

口服:每次 3～4 粒,每日 3 次。建议糖尿病患者以一个月为一疗程,服用 4 个疗程或遵医嘱服用。

4.剂型

胶囊剂:每粒 0.3g。

(三十)人参糖肽

1.作用用途

本品主要成分是人参糖肽,对正常血糖值有降低作用,能补气、生津、止渴,用于消疲劳,对糖尿病慢性并发症的预防和治疗有一定的疗效,并能增加机体免疫力。适用于气阴两虚型(症状:气短懒言,倦怠乏力,自汗盗汗,口渴喜饮,五心烦热),并具有修复胰岛功能。

2.用法用量

肌内注射:每次 2mL,每日 2 次或遵医嘱。

3.注意事项

①注意定期复查血糖。②防冻、置阴凉处。

4.剂型

注射剂:每支 12mg(2mL)。

(三十一)消渴丸

1.药物功效

滋肾养阴,益气生津。治疗因肾阴缺乏导致的肾精不足引起的糖尿病患者,药中含有格列本脲,有着很好的降糖的作用。

2.成分

地黄、黄芪、葛根、天花粉、南五味子、玉米须、格列本脲、山药。

3.适用人群

吃得多,身体暴瘦,喝水多、小便多,身体经常感觉乏力,经常失眠多梦的高血糖患者,以及确诊为 2 型糖尿病患者。

(三十二)降糖甲片

1.药物功效

补中益气,养阴生津。

2.成分

黄精、地黄、太子参、天花粉、黄芪。

3.适用人群

长期身体代谢功能失调,不出汗,呼吸短促,不需要用胰岛素,经常口渴的人群。

(三十三)降糖舒

1.药物功效

滋阴补肾,生津止渴。

2.成分

葛根、丹参、荔枝核、知母、人参、枸杞子、黄芪、刺五加、黄精、益智仁、牡蛎、地黄、熟地黄、生石膏、芡实、山药、玄参、五味子、麦冬、乌药、天花粉、枳壳。

3.适用人群

多年糖尿病患者,患有糖尿病综合征的人群,因肾虚导致的老年糖尿病人群,且伴经常感觉口干舌燥的病情。

(三十四)甘露消渴胶囊

1.药物功效

滋阴补肾,健脾生津,能有效地治疗因肾阴虚以及脾胃津液不足导致的消渴症。

2.成分

熟地黄、地黄、枸杞子、地骨皮、山茱萸、玄参、人参、党参、黄芪、菟丝子、天花粉、当归、黄连、白术、桑螵蛸、天冬、麦冬、泽泻、茯苓。

3.适用人群

不需要使用胰岛素的糖尿病患者,有肾虚多渴、多尿的情况,还适用于脾胃失调的人群使用。

(三十五)玉泉丸

1.药物功效

养阴生津,止渴除烦,益气和中,治疗因胰岛分泌不足导致的糖尿病以及初期糖尿病有很好的效果。

2.成分

天花粉、麦冬、甘草、五味子、葛根、地黄。

3.适用人群

治疗因脾胃、肾虚导致的血糖升高,身体代谢失常导致的糖尿病。

(三十六)参芪降糖片

1.药物功效

益气养阴,滋脾补肾,治疗因气血阴气不足引起的糖尿病。

2.成分

五味子、山药、黄芪、地黄、覆盆子、茯苓、麦冬、泽泻、天花粉、枸杞子、人参茎叶皂苷。

3.适用人群

因胰岛素分泌不足,以及抵抗胰岛素的 2 型糖尿病。

(三十七)消渴灵片

1.药物功效

益气养阴,清热泻火,生津止渴,治疗因阴气不足导致的消渴症。

2.成分

麦冬、五味子、牡丹皮、黄连、黄芪、红参、茯苓、地黄、石膏、枸杞子、天花粉。

3.适用人群

主要治疗轻度 1 型糖尿病和 2 型糖尿病患者,起到降糖的作用。

(三十八)六味地黄丸

1.药物功效

滋阴补肾,治疗肾阴虚导致的多种疾病,以及肾虚导致的尿急,更年期综合征。

2.成分

牡丹皮、茯苓、酒萸肉、山药、熟地黄、泽泻。

3.适用人群

肾阴虚,经常口干舌燥的老年糖尿病患者。

第三节 肾上腺皮质激素

一、地塞米松

(一)适应证

主要用于过敏性与自身免疫性炎症性疾病。如结缔组织病,严重的支气管哮喘,皮炎等过敏性疾病,溃疡性结肠炎,急性白血病,恶性淋巴瘤等。此外,本药还用于某些肾上腺皮质疾病的诊断一地塞米松抑制试验。

(二)应用

①口服,成人开始剂量为 0.75～3.0mg/次,2～4 次/日。维持量约 0.75mg/d,视病情

而定。②肌内注射:1～8mg/次,1 次/日;也可用于腱鞘内注射或关节腔、软组织的损伤部位内注射,0.8～6mg/次,间隔 2 周一次;局部皮内注射,每点 0.05～0.25mg,共 2.5mg,一周一次。③鼻腔、喉头、气管、中耳腔、耳管注入 0.1～0.2mg,1～3 次/日;静脉注射一般 2～20mg/次。

(三)不良反应和注意事项

①较大量服用,易引起糖尿病及类库欣综合征。②长期服用,较易引起精神症状及精神病,有癔症及精神病史者最好不用。③溃疡病、血栓性静脉炎、活动性肺结核、肠吻合手术后患者忌用。

(四)规格

片剂:0.75mg/片。注射液:0.5mL∶2.5mg;1mL∶5mg;5mL∶25mg。

二、泼尼松

(一)适应证

适用于结缔组织病、系统性红斑狼疮、严重的支气管哮喘、皮肌炎、血管炎等过敏性疾病,急性白血病、恶性淋巴瘤以及适用于其他肾上腺皮质激素类药物的病症等。

(二)应用

①口服 5～10mg/次,10～60mg/d。②对于自身免疫性疾病,可给 40～60mg/d,病情稳定后逐渐减量。③对药物性皮炎、荨麻疹、支气管哮喘等过敏性疾病,可给 20～40mg/d,症状减轻后减量,每隔 1～2 日减少 5mg。④防止器官移植排异反应,一般在术前 1～2 日开始口服,100mg/d,术后一周改为 60mg/d,以后逐渐减量。⑤治疗急性白血病、恶性肿瘤,口服 60～80mg/d,症状缓解后减量。

(三)不良反应和注意

本品较大剂量易引起糖尿病、消化道溃疡和类库欣综合征症状,对下丘脑-垂体-肾上腺轴抑制作用较强。并发感染为主要的不良反应。对本品及肾上腺皮质激素类药物有过敏史患者禁用,真菌和病毒感染者禁用。

儿童用药:小儿如长期使用肾上腺皮质激素,应采用短效或中效制剂,避免使用长效制剂。口服中效制剂隔日疗法可减轻对生长的抑制作用。儿童或少年患者长期使用糖皮质激素发生骨质疏松症、股骨头缺血性坏死、青光眼、白内障的危险性都增加。儿童使用激素的剂量除了一般的按年龄和体重而定外,更应该按疾病的严重程度和患儿对治疗的反应而定。对于有肾上腺皮质功能减退患儿的治疗,其激素的用量如根据体表面积而定,则易发生过量,尤其是婴幼儿和矮小或肥胖的患儿。

(四)规格

片剂:5mg。

三、氢化可的松

（一）适应证

①前列腺癌（已切除双侧睾丸者）。②为了补充皮质激素，常与安鲁米特合用治疗绝经后或卵巢切除后的晚期乳腺癌，尤其对骨转移、软组织转移疗效好。

（二）应用

①100～200mg/d，静脉滴注。②口服，10～20mg/次，3～4 次/日。

（三）不良反应和注意

与泼尼松相同，但水肿等不良反应较多见。

注意事项：同泼尼松。

（四）规格

片剂：醋酸氢化可的松片，每片 20mg，每盒 100 片。

注射液：①氢化可的松针剂为氢化可的松的无菌稀乙醇溶液，每支 10mg（2mL）、25mg（5mL）、50mg（10mL）、100mg（20mL）；②醋酸氢化可的松针剂为醋酸氢化可的松的无菌混悬液，每支 125mg（5mL）。

四、倍他米松

（一）适应证

①用于类风湿关节炎、骨关节炎、强直性脊柱炎、关节滑膜囊炎、坐骨神经痛、腰痛、筋膜炎、腱鞘囊肿等。②可用于慢性支气管哮喘、枯草热、血管神经性水肿、过敏性气管炎、过敏性鼻炎、药物反应、血清病等。

（二）应用

①肌内注射：全身给药时，开始为 1～2mL，必要时可重复给药。对严重疾病如红斑狼疮或哮喘持续状态，在抢救措施中，开始剂量可用 2mL。②关节内注射：大关节（膝、腰、肩）用1～2mL；中关节（肘、腕、踝）用 0.5～1mL；小关节（脚、手、胸）用 0.25～0.5mL。③片剂：口服起始剂量 1～4mg/d，分次给予。维持量为 0.5～1mg/d。

（三）不良反应和注意

有可能出现皮质类固醇激素引起的各种不良反应。

1.禁忌证

①禁用于全身真菌感染的患者，以及对本品过敏或对皮质类固醇类激素过敏的患者。②禁用于特发性血小板减少性紫癜患者。

2.注意事项

①局部或全身感染者、结核病、癌症患者慎用。②警惕长时间全身使用皮质类固醇引

起的各种不良反应。③使用本品须严格无菌操作,不得用于静脉注射或皮下注射。④本品可直接注入病变部位。

(四)规格

片剂:0.5mg/片。注射液:每支(1mL)含二丙酸倍他米松 5mg、倍他米松磷酸酯二钠 2mg。

五、甲泼尼龙

(一)适应证

①风湿性疾病;②胶原疾病;③皮肤疾病;④过敏状态;⑤眼部疾病;⑥呼吸道疾病;⑦水肿状态;⑧胃肠道疾病;⑨神经系统疾病;⑩器官移植等。

(二)应用

(1)片剂的初始剂量可在 4~8mg/d 调整。某些患者则可能需要较高的初始剂量,如多发性硬化病(200mg/d)、脑水肿(200~1000mg/d)和器官移植[可达 7mg/(kg·d)]。若经过一段时间的充分治疗后未见令人满意的临床效果,应停用片剂而改用其他合适的治疗方法。若经长时期治疗需停药时,建议逐量递减而不是突然停药。隔日疗法:在隔日早晨一次性给予两日的皮质类固醇总量。

(2)静脉滴注:40~80mg/d,1 次/日,重症患者可用 30mg/kg。器官移植排异反应(特别是肾移植)可在 24~48 小时静脉给药 0.5~2g,并继续治疗,直至病情稳定,一般不超过48~72 小时。免疫复合症,通常单独 1 次投 1g 或采取隔日 1g,也可连续 3 日内每日用1g。开始采用本品应在 30~60 分钟内静脉滴注完,速度过快可引起心律不齐。

(三)不良反应和注意

同糖皮质激素类。

1.禁忌证

全身性真菌感染;已知对本品过敏者。

2.注意事项

同糖皮质激素类。

(四)规格

分散片:每片 2mg、4mg。注射液:40mg、500mg。

六、可的松

(一)适应证

主要用于肾上腺皮质功能减退症的替代治疗。

(二)应用

①替代治疗:口服 12.5~50mg/日,分次服,每日 25~100mg。②肌内注射:25~

125mg/次。

糖皮质激素小剂量用于替代治疗时无不良反应,但大剂量使用或者长期使用会有以下不良反应。①静脉给予大剂量可的松,易引起全身性过敏反应:气短,面部、鼻黏膜、眼睑肿胀,胸闷,荨麻疹或者喘鸣等。②长期用药可引起以下不良反应:医源性库欣综合征面容和体态;体重异常增加;下肢水肿、紫纹,易出血、创口愈合不良;痤疮;妇女月经紊乱;肱骨头或股骨头缺血性坏死;骨质疏松或骨折;肌无力、肌萎缩;低血钾综合征;恶心、呕吐;胰腺炎;消化性溃疡或肠穿孔;儿童生长受到抑制;青光眼、白内障;良性颅内压升高综合征;糖耐量减退和糖尿病加重。③患者还可出现精神症状:欣快感、激动、不安、谵妄、定向力障碍,也可出现抑制。④下丘脑-垂体-肾上腺轴受到抑制。⑤停药后综合征可有以下各种不同的情况:下丘脑-垂体-肾上腺功能减退;停药后原来疾病已被控制的症状重新出现;糖皮质激素的依赖综合征。

禁忌:孕妇、哺乳期妇女、婴幼儿应当避免使用或咨询处方医师服用。

(三)规格

片剂:5mg/片、10mg/片、25mg/片。混悬剂:50mg/2mL;250mg/10mL,供肌内注射用。

七、泼尼松龙

(一)适应证

用于抗炎。

(二)应用

①口服:成人开始 10～40mg/日,分 2～3 次。维持量 5～10mg/日。②肌内注射:10～30mg/日。③静脉滴注:10～25mg/次,溶于 5%～10% 葡萄糖溶液 500mL 中应用。④关节腔或软组织内注射(混悬液),5～50mg/次,用量依关节大小而定。

(三)规格

醋酸氢化泼尼松片:每片 5mg。混悬剂:每支 125mg。注射液:每支 10mg(2mL)。

八、曲安奈德

(一)适应证

①风湿性关节炎、类风湿关节炎;②支气管哮喘、过敏性鼻炎、荨麻疹;③急性扭伤、肩周炎、腱鞘炎、滑囊炎、慢性腰腿痛;④各种皮肤病。

(二)应用

①肌内注射 20～80mg/次,每周 1 次,每次注入均须更换注射部位。②关节腔内或皮下注射用量酌情决定,一般为 2.5～5mg。③对皮肤病可于皮损部位或分数个部位注射,每

处剂量为0.2~0.3mg,每日剂量不超过30mg,每周总量不超过75mg,用前应充分摇匀。

(三)不良反应和注意

①本品属于肾上腺皮质激素类药物,有皮质激素可能产生的各种不良反应。②在注射部位可能出现滞后性皮肤发白,轻度肌肉萎缩,③少数病例在用药部位发痒、发红。

1.禁忌

①本品不得用于活动性胃溃疡、糖尿病、结核病、精神病、急性肾小球肾炎或任何未为抗生素所控制的感染或真菌感染。②一些进行性病毒感染、疱疹、风疹、眼部带状疱疹。③A型、B型、非A、非B型急性病毒性肝炎。④自发性血小板减少性紫癜。

2.注意事项

①本品为混悬剂,严禁静脉注射和椎管注射。②关节腔内注射可能引起关节损害。③应严格掌握适应证,避免滥用。④如长期大量应用,停药时应逐渐减量,不宜骤停。

3.孕妇及哺乳期妇女用药

孕妇及哺乳期妇女不用。

4.儿童用药

6岁以下儿童禁用。

5.老年患者用药

老年患者用糖皮质激素易发生高血压。更年期的妇女应用易发生骨质疏松。

(四)规格

注射液:①1mL:40mg;②2mL:80mg。

九、曲安西龙

(一)适应证

适用于类风湿关节炎、其他结缔组织疾病、支气管哮喘、过敏性皮炎、神经性皮炎、湿疹等,尤其适用于对皮质激素禁忌的伴有高血压或水肿的关节炎患者。

(二)应用

仅用于口服。其双醋酸酯除口服外,尚可采用肌内注射、皮下注射或关节腔内注射。

①口服:开始时4mg/次,2~4次/日。维持量为1~4mg/次,1~2次/日,通常1日不超过8mg。如为其双醋酸酯,10~20mg/日,3~4次分服。2~3日后逐渐酌减用量。②肌内注射:每1~4周1次40~80mg。③皮下注射:5~20mg/次。④关节腔内注射:每1~7周1次5~40mg。

(三)不良反应和注意

①可引起厌食、眩晕、头痛、嗜睡等,但一般不至引起水肿、高血压、满月脸等反应。②长期使用或用量较大时可致胃溃疡、血糖升高、骨质疏松、肌肉萎缩、肾上腺功能减退以及诱发感染等,结核病、消化性溃疡、糖尿病等患者及孕妇慎用。

（四）规格

片剂：每片 1mg、2mg、4mg。曲安西龙双醋酸酯混悬注射液：每支 125mg(5mL)；200mg(5mL)。

十、氢化可的松琥珀酸钠

（一）适应证

临床上多用于急性过敏性疾病、哮喘持续状态、肾上腺危象发作、感染中毒性休克等的治疗。本品也常用于治疗恶性淋巴瘤。

（二）应用

①肌内注射或静脉注射：0.068～0.135g/次，用注射用水 2mL 溶解。②静脉滴注：0.068～0.135g/次，用 5％葡萄糖液或等渗盐水 100～1000mL 稀释后缓滴。

（三）不良反应和注意

长期较大剂量应用皮质类激素药物，可引起医源性肾上腺皮质功能亢进症（类库欣综合征），长期大剂量应用时，由于负反馈作用，可出现肾上腺皮质功能减退症，严重者可产生类似肾上腺危象。应及时用氢化可的松急救，待病情好转后改为替代疗法。

禁忌：肾上腺皮质功能亢进症、高血压、动脉硬化、水肿、青光眼、充血性心衰、糖尿病、溃疡病、精神病、癫痫病、骨质疏松症、妊娠早期、产褥期、儿童生长期、创伤、术后恢复期、一般病毒感染、霉菌感染及活动性肺结核等患者忌用。

（四）规格

注射液：0.135g（相当于氢化可的松 0.1g）。注射用氢化可的松琥珀酸钠：①0.05g；②0.1g（以氢化可的松计）。

参考文献

[1]符秀华,王志亮.药物基础与应用(第3版)[M].北京:高等教育出版社,2021.

[2]刘晓东.药理学(第5版)[M].北京:中国医药科技出版社,2020.

[3]沈祥春.药理学[M].北京:科学出版社,2021.

[4]魏敏杰,周红.药理学(第2版)[M].北京:中国医药科技出版社,2021.

[5]陈祖基,张俊杰.眼科临床药理学(第3版)[M].北京:化学工业出版社,2021.

[6]印晓星,沈祥春.临床药理学[M].北京:中国医药科技出版社,2021.

[7]杨宝峰.基础与临床药理学(第3版)[M].北京:人民卫生出版社,2021.

[8]罗健东,闵清.临床药理学[M].北京:科学出版社,2021.

[9]王怀良.临床药理学(第4版)[M].北京:高等教育出版社,2020.

[10]周红宇,胡国新,张丽艳.临床药理学与药物治疗学[M].杭州:浙江大学出版社,2020.

[11]陈忠,汤慧芳.临床药理学教程[M].杭州:浙江大学出版社,2021.

[12]曹霞,陈美娟.临床药物治疗学[M].北京:中国医药科技出版社,2021.

[13]肖海鹏.CDR临床用药手册[M].北京:中国医药科技出版社,2020.

[14]苏冠华,王朝晖.新编临床用药速查手册(第3版)[M].北京:人民卫生出版社,2021.

[15]孙国平.临床药物治疗学[M].北京:人民卫生出版社,2021.

[16]支雅军.临床药物治疗学[M].杭州:浙江大学出版社,2021.

[17]李雄.临床药物治疗学[M].北京:中国医药科技出版社,2020.

[18]师海波.临床药物手册(第5版)[M].沈阳:辽宁科学技术出版社,2019.

[19]刘克辛.临床药物代谢动力学[M].北京:科学出版社,2020.

[20]韩英,高申,文爱东.临床药物治疗学[M].北京:人民卫生出版社,2020.

[21]张勋,郑志华,杨忠奇.药物临床试验实践与共识[M].北京:中国医药科技出版社,2020.